第三卷

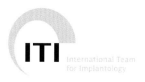

国际口腔种植学会(ITI)口腔种植临床指南
——拔牙位点种植：各种治疗方案

ITI Treatment Guide
Implant Placement in Post-Extraction Sites

丛书主编 （瑞士）丹尼尔·布瑟（D. Buser）

（荷）丹尼尔·维斯梅耶（D. Wismeijer）

（瑞士）乌尔斯·贝尔瑟（U. Belser）

主　　编 （澳）斯蒂芬·陈（S. Chen）

（瑞士）丹尼尔·布瑟（D. Buser）

主　　译　宿玉成

北方联合出版传媒（集团）股份有限公司
辽宁科学技术出版社
沈 阳

图文编辑：

邢俊杰　高　霞　凌　侠　董　明　胡书海　季秋实　贾崇富　姜　龙　李晓杰　刘慧颖　任　翔　许　诺
杨　茜　于　旸　尹　伟　左恩俊　高　阳　李　霞　浦光瑞　权慧欣　吴大雷　郑童娇　田冬梅　左　民
温　超　段　辉　吴　涛　邱　焱　蔡晓岚　阎　妮　李海英　郭世斌　李春艳　刘　晶　刘晓颖　孟　华
潘峻岩　秦红梅　沈玉婕　陶　冶

This is translation of
Implant Placement in Post-Extraction Sites: Treatment Options, ITI Treatment Guide Series, Volume 3
by Stephen Chen, Daniel Buser

© 2008 Quintessence Publishing Co., Inc
All Rights Reserved.

© 2019，简体中文版权归辽宁科学技术出版社所有。
本书由Quintessence Publishing Co., Inc授权辽宁科学技术出版社在中国出版中文简体字版本。著作权合同登记号：06-2018年第259号。

图书在版编目（CIP）数据

拔牙位点种植：各种治疗方案 /（澳）斯蒂芬·陈（S.Chen），（瑞士）丹尼尔·布瑟（D.Buser）主编；宿玉成主译.—沈阳：辽宁科学技术出版社，2019.1（2022.1重印）
ISBN 978-7-5591-0785-5

Ⅰ.①拔… Ⅱ.①斯… ②丹… ③宿… Ⅲ.①种植牙 Ⅳ.①R782.12

中国版本图书馆CIP数据核字（2019）第131808号

出版发行：辽宁科学技术出版社
　　　　　（地址：沈阳市和平区十一纬路25号　邮编：110003）
印 刷 者：凸版艺彩（东莞）印刷有限公司
经 销 者：各地新华书店
幅面尺寸：210mm×280mm
印　　张：14.25
插　　页：4
字　　数：414千字
出版时间：2019年1月第1版
印刷时间：2022年1月第3次印刷
责任编辑：陈　刚　苏　阳　殷　欣
版式设计：袁　舒
责任校对：李　霞

书　　号：ISBN 978-7-5591-0785-5
定　　价：298.00元

投稿热线：024-23280336
邮购热线：024-23284502
E-mail:cyclonechen@126.com
http://www.lnkj.com.cn

国际口腔种植学会（ITI）口腔种植临床指南

第三卷

ITI Treatment Guide

丛书主编：

（瑞士）丹尼尔·布瑟（D. Buser）

（荷）丹尼尔·维斯梅耶（D. Wismeijer）

（瑞士）乌尔斯·贝尔瑟（U. Belser）

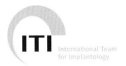

ITI International Team for Implantology

主编：
（澳）斯蒂芬·陈（S. Chen）
（瑞士）丹尼尔·布瑟（D. Buser）

主译：
宿玉成

第三卷

拔牙位点种植：

各种治疗方案

Quintessence Publishing Co, Ltd

Berlin, Chicago, Tokyo, Barcelona, Istanbul,
London, Mexico-City, Milan, Moscow, Paris,
Prague, Seoul, Warsaw

本书说明

　　本书所提供的资料仅用于教学目的，为特殊和疑难病例推荐序列的临床治疗指南。本书所提出的观点是基于国际口腔种植学会（ITI）共识研讨会（ITI Consensus Conferences）的一致性意见。严格说来，这些建议与国际口腔种植学会（ITI）的理念相同，也代表了作者的观点。国际口腔种植学会（ITI）以及作者、编者和出版商并没有说明或保证书中内容的完美性或准确性，对使用本书信息所引起的任何损害（包括直接、间接和特殊的损害，意外性损害，经济损失等）所产生的后果，不负有任何责任。本书内容并不能取代医生对患者的个体评价，因此，医生将其用于治疗患者时，后果由医生本人负责。

　　本书中叙述到产品、方法和技术时，使用和参考的特殊产品、方法、技术及材料，并不代表我们推荐和认可其价值、特点或厂商的观点。

　　本书保留所有版权，尤其是本书所发表的资料，未经出版商事先书面授权，不得翻印本书的全部或部分内容。本书发表资料中所包含的任何信息都受到知识产权的保护。未经相关知识产权所有者事先书面授权，不得使用这些信息。

　　本书提及的某些生产商和产品的名字可能是注册商标或所有者的名称，尽量未对其进行特别注释。因此，在本书出现未带有专利标记的名称时，也不能理解为出版商默认其不受专利权保护。

　　本书使用了FDI世界牙科联盟（FDI World Dental Federation）的牙位编码系统。

国际口腔种植学会（ITI）的愿景：

"……通过研究、交流和教育，全面普及和提高口腔种植学及其相关组织再生的知识，造福于患者。"

内容提要

　　本书由国际口腔知名机构——国际口腔种植学会（ITI）组织编写，旨在提高口腔种植医生的临床水平。全书主要内容包括：拔牙位点种植体植入的治疗前评估、计划、风险和临床程序，各种种植体植入方案的临床病例报告，各种并发症和并发症的处理等。全书采用深入浅出的形式，并配以大量手术图片，以方便读者的理解。

　　本书适合口腔种植医生、全科医生的学习、参考之用。

译者序

无疑，口腔种植已经成为牙缺失的理想修复方法。

大体上，口腔种植的发展经历了3个历史阶段：第一阶段是以实验结果为基础的种植发展阶段，其主要成就为骨结合理论的诞生和种植材料学的突破，这开启了现代口腔种植的新时代；第二阶段是以扩大适应证为动力的种植发展阶段，其主要成就为引导骨再生技术的确立和种植系统设计的完善；第三阶段是以临床证据为依据的种植发展阶段，或称之为以循证医学研究为特点的种植发展阶段，其主要成就为种植理念的形成和临床原则的逐步确定。显然，这是口腔种植由初级向高级逐步发展的一个过程。在这一进程中，根据临床医生的建议不断进行种植体及上部结构的研发和改进，在积累了几十年的临床经验后，开始依据治疗效果回顾并审视各种治疗方案和技术。

为此，国际口腔种植学会（ITI）教育委员会基于临床共识研讨会（ITI Consensus Conference），对口腔种植的各个临床方面达成了共识性论述，并且开始出版"国际口腔种植学会（ITI）口腔种植临床指南"系列丛书。本书为该系列丛书的第三卷，其主要成就包括：

- 全面论述了拔牙位点种植的概念、进展和临床依据
- 全面论述了各种拔牙位点种植方案的优缺点、决策因素和风险因素
- 全面论述了各种拔牙位点种植方案的临床原则和治疗程序
- 全面论述了各种拔牙位点种植方案的并发症和处理原则

因此，译者认为本书是目前口腔种植的指导性文献，是种植体植入方案的经典著作。

尽管本书英文版在2008年刚刚出版发行，但目前已经有多种文字翻译出版。国际口腔种植学会（ITI）和国际精萃出版集团要求包括中文在内的各种文字翻译版本必须和原英文版本完全一致。换句话说，本书除了将英文翻译成中文外，版式、纸张、页码、图片以及中文的排版位置等与原书完全一致。这也体现了目前本书在学术界与出版界中的重要位置。

由于本书出现了许多新的名词、定义和概念，因此在翻译过程中，译者在北京召开了一次关于本书的讨论会，专家们给予许多建议，在此深表谢意。同时，也感谢我的同事们花费了大量的时间，校正译稿中的不妥和错误。

尽管译者努力坚持"信、达、雅"的翻译原则，尽量忠实于原文、原意，但由于翻译水平有限，难免出现不妥和错误之处，请同道批评指正。

至此，我们已经将"国际口腔种植学会（ITI）口腔种植临床指南"系列丛书的第一卷（《美学区种植治疗：单颗牙缺失的种植修复》，2007年出版）、第二卷（《牙种植学的负荷方案：牙列缺损的负荷方案》，2007年出版）、第三卷（《拔牙位点种植：各种治疗方案》，2008年出版）以及《牙种植学的SAC分类》（2009年出版）的中文译本全部奉献给读者（中译本分别于2008年和2009年出版）。欢迎读者与我们共同分享"国际口腔种植学会（ITI）口腔种植临床指南"系列丛书的精华，服务和惠顾于牙列缺损和缺失的患者。

"国际口腔种植学会（ITI）口腔种植临床指南"系列丛书是牙种植学领域的巨著和丰碑。它将持续不断地向读者推出牙种植学各个领域的经典著作。

最后，也感谢国际口腔种植学会（ITI）、国际精萃出版集团和辽宁科学技术出版社对译者的信任，感谢辽宁科学技术出版社在本系列丛书中译本出版过程中的合作与贡献。

前　言

目前，口腔种植已经成为多数临床病例的常规治疗方法，并被充分的证据证实是一种安全、有效的治疗手段。对绝大多数病例，口腔种植治疗提供了一种超越传统、行之有效的治疗技术，其无可置疑的优势进一步促进了它的迅猛发展。

但是，这一新治疗技术的迅猛发展和普及，带来的不只是优势，也存在着风险。此外，由于治疗效果严重依赖于医生的教育水平、临床经验和责任感，治疗方法并未获得长期临床研究的评估和证实，人们已经意识到这一新技术在其应用和效果上存在不确定性。

本书为系列丛书——"国际口腔种植学会（ITI）口腔种植临床指南"的第三卷，向临床医生提供了拔牙位点种植的临床程序和循证资料。

基于2003年召开的第三次国际口腔种植学会（ITI）共识研讨会的部分结论，本书通过截止到目前的文献对拔牙位点植入种植体进行了分析性评述，并且全面概述了不同治疗方案的优点和缺点。

　　此外，本书通过15个病例图文并茂地阐述了拔牙位点不同种植方案的临床应用，讨论了治疗效果影响因素和潜在并发症。

　　本书的目的是帮助临床医生循证地选择种植体植入方案，同时提供详细的治疗计划和操作程序。在此方面，本书还集中反映了国际口腔种植学会（ITI）的愿景："……全面普及和提高口腔种植学……的知识，造福于患者。"

Daniel Buser　　Daniel Wismeijer　　Urs C. Belser

致　谢

本书作者特别感谢Kati Benthaus博士为本书高质量出版所做的大力支持和卓越贡献。

同时，感谢合作方Straumann公司给予的一贯支持。否则，"国际口腔种植学会（ITI）口腔种植临床指南"系列丛书将难以完成。国际口腔种植学会（ITI）和作者对本系列丛书的科学内容全面负责。

丛书主编、主编和译者

丛书主编：

Urs C. Belser, DMD, Professor
    University of Geneva
    Department of Prosthodontics
    School of Dental Medicine
    Rue Barthélemy -Menn 19, 1211 Genève 4, Switzerland
    E-mail: urs.belser@medecine.unige.ch

Daniel Buser, DMD, Professor
    University of Bern
    Department of Oral Surgery and Stomatology
    School of Dental Medicine
    Freiburgstrasse 7, 3010 Bern, Switzerland
    E-mail: daniel.buser@zmk.unibe.ch

Daniel Wismeijer, DMD, Professor
    Academic Center for Dentistry Amsterdam (ACTA)
    Free University
    Department of Oral Function
    Section of Implantology and Prosthetic Dentistry
    Louwesweg 1, 1066 EA Amsterdam, Netherlands
    E-mail: dwismeijer@acta.nl

主编：

Stephen Chen, MDSc, Dr
    School of Dental Science
    The University of Melbourne
    720 Swanston Street
    Melbourne, VIC 3010, Australia
    E-mail: schen@balwynperio.com.au

Daniel Buser, DMD, Professor
    University of Bern
    Department of Oral Surgery and Stomatology
    School of Dental Medicine
    Freiburgstrasse 7, 3010 Bern, Switzerland
    E-mail: daniel.buser@zmk.unibe.ch

主译：

宿玉成　教授
中国医学科学院北京协和医院口腔种植中心主任、首席专家
中华人民共和国北京市西城区大木仓胡同41号，100032
E-mail: yuchengsu@163.com

其他参编作者

Jay R. Beagle, DDS, MSD
  3003 East 98th Street, Suite 200
  Indianapolis, IN 46280, USA
  E-mail: jbeagledds@aol.com

Marina S. Bello-Silva, DMD, PhD Student
  University of São Paulo
  LELO - Center of Research
  Teaching and Clinics of Laser in Dentistry
  School of Dentistry
  Av. Prof. Lineu Prestes, 2227
  São Paulo, SP, 05508-000, Brazil
  E-mail: marinastella@usp.br

Shayne Callis, M Dent (Wits), ADC, BDS (Wits)
  Balwyn Periodontic Centre, 223 Whitehorse Road
  Balwyn, VIC 3013, Australia
  E-mail: shaynecallis@optushome.com.au

Luiz O. A. Camargo, DMD, PhD
  Av. Brig. Faria Lima, 1478 Cj. 2205/2208
  São Paulo 01451-001 Brazil
  E-mail: luizotavio.camargo@special-odonto.com.br

Roberto Cornelini, MD, DDS
  Assistant Professor, Department of Oral Pathology
  University of Geneva
  Piazza Tre Martini 38, Rimini 47900, Italy
  E-mail: rcornel@libero.it

Anthony J. Dickinson, BDSc, MSD
  1564 Malvern Road
  Glen Iris, VIC 3146, Australia
  E-mail: ajd1@iprimus.com.au

Christopher Evans, BDSc Hons (Qld), MDSc (Melb)
  75 Asling St., Brighton
  Melbourne, VIC 3186, Australia
  E-mail: cdjevans@mac.com

German O. Gallucci, DMD, Dr med dent
  Harvard School of Dental Medicine
  Department of Restorative Dentistry
  And Biomaterial Sciences
  188 Longwood Avenue, Boston, MA 02115, USA
  E-mail: german_gallucci@hsdm.harvard.edu

Christopher Hart, BDSc, Grad Dip Clin Dent, MDSc
  4 Linckens Cres
  Balwyn, VIC 3103, Australia
  E-mail: cnhart@mac.com

Lisa J. A. Heitz-Mayfield, BDS, MDSc, Odont Dr, Assoc Prof.
  University of Sydney
  NSW, 2000, Australia
  E-mail: heitz.mayfield@iinet.net.au

Yasushi Nakajima, DDS
  Center of Implant Dentistry
  Minatomirai Nishiku 3-3-1
  Yokohama, 220-841, Japan
  E-mail: njdc3805@crest.ocn.ne.jp

Robert Nieberler, Dr med dent
  Lochhauserstrasse 4, 82178 Puchheim, Germany
  E-mail: dr.nieberler@t-online.de

Mario Roccuzzo, DMD, Dr med dent
  Corso Tassoni 14, Torino 10143, Italy
  E-mail: mroccuzzo@iol.it

Anthony Sclar, OMS
  Director of Clinical Research
  and Dental Implant Surgery
  Department of Oral and Maxillofacial Surgery
  Nova South Eastern School of Dentistry
  South Florida
  7600 Red Road, Suite 101
  Miami, FL 33143, USA
  E-mail: anthonysclar@aol.com

Pedro Tortamano-Neto, DMD, PhD
  Rua Jeronimo da Veiga, 428 cj. 51
  Itaim Bibi, São Paulo, 04536-001 Brazil
  E-mail: tortamano@giro.com.br

目　录

1 导　言

S. Chen, D. Buser

　　过去的10年间，通过持续不断的研发、伴随着生物材料和临床技术的长足进步，牙种植学继续发展。从当今就诊患者统计学数据变化，可以大致反映出这一发展状况。过去，多数患者就诊时已经是牙缺失状态，而现在多数患者是在拔牙前就诊寻求种植修复。对这些病例，医生必须做出一个至关重要的决定，即建议拔牙后种植体植入的最佳时机。医生还必须选择最适合的生物材料。必须根据位点拔牙前状态、拔牙后可能出现的拔牙窝三维变化、拟议治疗方案的可预期性和相关的并发症风险，认真权衡功能、美学需求和缩短治疗周期的期望。

　　2003年8月，国际口腔种植学会（ITI）第三次共识研讨会讨论了许多具有争议性的议题，其中之一就是拔牙位点的种植体植入。研讨会纪要发表在2004年《国际口腔颌面种植杂志》（*JOMI*）特刊上。4年来，该议题仍然备受关注。

　　本卷临床指南，总结了国际口腔种植学会（ITI）第三次共识研讨会的成果和共识性论述，增加了会后4年间所发表的有关拔牙位点种植的新文献。在此基础上，本书推荐了各种治疗方案并提供了详尽的病例报告。

　　与"国际口腔种植学会（ITI）口腔种植临床指南"前两卷一样，作者希望本书能给医生提供具有重大价值的信息源泉，并提供在日常工作中有益于患者的可预期性种植治疗。

2 国际口腔种植学会（ITI）第三次共识研讨会纪要: 拔牙位点种植

国际口腔种植学会（International Team for Implantology，ITI）是拥有牙种植学和相关组织再生学的所有领域专业人员的独立性学术组织，活跃于研究、发展和教育等诸多领域，致力于全面普及和提高牙种植学及其相关组织再生的知识，造福于患者。如今，国际口腔种植学会（ITI）吸引了40多个国家和地区的大约5000名专家组成员和会员（Fellows and Members）。

国际口腔种植学会（ITI）基于广泛的临床研究和长期的临床效果，定期地总结和发表牙种植治疗的指导方针。这一承诺的结果包括出版"国际口腔种植学会（ITI）口腔种植临床指南"和发表国际口腔种植学会（ITI）的共识性文献。

国际口腔种植学会（ITI）每隔5年召开一次共识研讨会，讨论牙种植学的相关专题。1993年和1998年分别召开了国际口腔种植学会（ITI）第一次和第二次共识研讨会［国际口腔种植学会（ITI）共识研讨会公报，2000］，主要讨论了牙种植学中外科和修复方面的常规性议题。在2003年召开的国际口腔种植学会（ITI）第三次共识研讨会上，国际口腔种植学会（ITI）教育委员会决定集中讨论近几年来备受关注的4个专题，其中之一为"拔牙窝内种植（Implants in Extraction Sockets）"（现在的专业名词为拔牙位点种植，Implant Placement in Post-Extraction Sites）［国际口腔种植学会（ITI）第三次共识研讨会纪要，2004年发表于*JOMI*第19卷特刊］。

国际口腔种植学会（ITI）共识研讨会的目标是评述现有同行评议类杂志上的文献，并讨论特定的临床程序是否存在充分证据。

对每一个专题进行研究，都推选一个工作组。要求Christoph H. F. Hämmerle教授领导的第一工作组集中力量就拔牙位点种植取得共识性结论。

第一工作组成员：
Gil Alcoforado
Jay R. Beagle
Jean-Pierre Bernard
Stephen T. Chen
Anthony Dickinson
Paul Fugazzotto
Erik Hjørting-Hansen
Louis Antonio Lima
Jan Lindhe
Thomas Oates
Mario Roccuzzo
James Ruskin
Thomas von Arx
Gerhard Wahl
Thomas G. Wilson Jr.

2.1　关于拔牙位点种植的共识性论述和推荐的临床程序

国际口腔种植学会（ITI）教育委员会要求本工作组循证回顾牙种植的各种植入方案。将如下资料提交到工作组进行评述和讨论：

- Stephen T. Chen、Thomas G. Wilson Jr.，和 Christoph H. F. Hämmerle："拔牙后即刻或早期种植体植入：关于生物学基础、临床程序和治疗效果的评述"（Chen等，2004）。

该论文的目的是评述当前文献中与即刻和延期种植相关的种植体存留和成功率，以及临床建议和治疗效果。

在第2.1.1节和2.1.2节中列出了本工作组关于"拔牙窝内种植"的共识性论述和推荐的临床程序，可用于指导医生做出诊断、计划和进行治疗。

以共识性论述为指导原则，是期望医生更有准备地做出合理的外科和修复决策，从而提高医疗质量和治疗效果的可预期性。

2.1.1　共识性论述

牙槽窝愈合（Socket Healing）

临床、放射线和组织学研究证实，拔牙位点的愈合伴随着牙槽窝骨壁的外部吸收和牙槽窝内不同程度的骨充填。

骨再生（Bone Regeneration）

人体和动物实验研究证实，种植位点水平向骨缺损间隙（HDD; 即种植体周围间隙）≤2mm时，会发生自发性骨愈合，与粗糙钛表面种植体骨结合。

种植位点水平向骨缺损间隙>2mm和／或牙槽窝骨壁不完整时，使用屏障膜和／或支撑膜的材料，可有效地获得骨再生，并发生骨结合。

尽管资料很少，但关于种植体周围骨缺损获得成功骨再生的多数对比性数据显示，Ⅰ型、Ⅱ型、Ⅲ型种植之间无差别。

需要对可获得成功骨生成和远期稳定性的不同骨增量技术做进一步的对比分析。

目前，再生骨的长期稳定性分析几乎完全局限于邻面牙槽嵴的放射线评估和种植体存留。有必要评估颊侧骨板变化，进行远期是否存在再生骨的研究。

辅助用药（Adjunctive Medication）

多数研究资料中，Ⅰ型、Ⅱ型、Ⅲ型种植均辅以广谱抗生素的全身用药。有必要进行对照研究，评估全身应用抗生素对治疗效果的作用。

种植体存留（Survival of Implants）

大量研究报告显示，即刻植入（Ⅰ型）与植入已愈合牙槽窝（Ⅳ型）的种植体存留率相似。

关于Ⅱ型和Ⅲ型种植的切题研究报告很少，与Ⅰ型和Ⅳ型种植的短期内种植体存留率相似。

极少关于Ⅱ型和Ⅲ型种植的研究报告，并且只有两篇是关于植入时机和增量方法的随机研究。另外，只有两篇报道是超过3年的纵向研究。

目前的证据表明，种植体即刻植入因局部病变而拔牙的牙槽窝内，其存留率与植入已愈合牙槽窝的存留率相似。需要进一步的对照研究，提供这种临床状态下种植的确切信息。

美学效果（Esthetic Outcomes）

近年来，非常关注令人愉快的美学治疗效果。但是，尚缺乏Ⅰ型、Ⅱ型、Ⅲ型种植之间关于美学治疗效果的对照研究。

2.1.2　临床建议

患者评估

在拔牙位点种植的患者，无论选择何种种植时机，都应该执行与常规种植患者相同的筛选标准。

抗生素

关于种植治疗中应用抗生素，文献上没有定论。一致意见是在进行增量治疗程序时，应用抗生素是有利的。

拔牙

应当使用对硬组织和软组织微创的拔牙技术。建议对多根牙分根。应当去除拔牙窝中所有的肉芽组织。

位点评估

位点评估对确定恰当的治疗方案非常重要。相关因素包括：
- 整体的治疗计划
- 患者的美学期望值
- 软组织的质、量和形态
- 骨量、骨质和形态
- 是否存在病变
- 邻牙和支持结构状态

种植体初始稳定性

如果合适型号种植体植入理想修复位置之后，剩余牙槽嵴不能保证其初始稳定性，则不应进行即刻种植。

薄龈生物型

如果患者为薄龈生物型并伴有高弧线形龈缘，在Ⅰ型种植时，尽管唇侧骨板完整，但是由于唇侧骨板吸收和龈缘退缩的高度风险，推荐同期骨增量。

当唇侧骨板不完整时，不推荐即刻种植，而是最好先行骨增量治疗，然后进行Ⅲ型或Ⅳ型种植。

厚龈生物型

如果患者为厚龈生物型并伴有低弧线形龈缘，与薄龈生物型相比，在Ⅰ型种植时，唇侧骨板吸收的风险较低。因此，在唇侧骨板完整时，同期骨增量的必要性降低。相反，骨板不完整时，则需要同期骨增量。

当唇侧骨板受损时，对预期的治疗效果有负面影响，即刻（Ⅰ型）种植不是适应证，而是Ⅱ型、Ⅲ型或Ⅳ型种植的适应证。在HDD > 2mm时，需要同期骨增量治疗。

为了获得理想的美学效果，以上任何情况都是辅助性骨增量的适应证。

种植体植入

应该是以修复为导向的种植体三维位置。

2.1.3　总结

2003年8月召开了国际口腔种植学会（ITI）第三次共识研讨会。第一工作组在调查研究基础上所阐述的专题"拔牙窝内种植"是基于当时有参考价值的大量资料。

之后，随着新资料不断发表，进一步研究"拔牙窝内种植"。此外，在此期间深入研究了新的种植体表面处理技术及其对即刻和早期种植方案的影响。

本书第2.2节"拔牙位点种植的研究进展"和第3.2节"拔牙位点的不同种植方案的优缺点"阐述了种植体植入方案的演变，包括新近的数据和文献，目的是得到与临床相关的种植体植入方案的最新评述，并由此应用于临床实践。

2.2　拔牙位点种植的研究进展

S. Chen, D. Buser

2.2.1　拔牙后种植体植入时机的分类

2003年8月召开的国际口腔种植学会（ITI）第三次共识研讨会之后，人们对拔牙位点的不同种植体植入技术一直保持着浓厚的兴趣，发表了一些随机对照研究以及大量的前瞻性和回顾性系列病例研究，为该课题的临床效果研究方面提供了新的信息。

许多描述性的专业名词被用于表示拔牙位点的种植体植入时机。Wilson 和Weber（1993）建议用名词"即刻（immediate）""近期（recent）""延期（delayed）"和"成熟（mature）"，描述与软组织愈合和屏障膜引导骨再生相关的种植体植入时机。1999 年，用名词"延期（delayed）"和"延迟（late）"分别描述拔牙后6~10周和6个月或更长时间的种植体植入时机（Mayfield，1999）。近年来，用名词"早期（early）"种植体植入描述在初步的软组织和硬组织愈合之后、拔牙窝完全愈合之前植入种植体（Chen等，2004）。

国际口腔种植学会（ITI）第三次共识研讨会讨论了文献中描述性术语的变化，提出了拔牙位点种植体植入时机的新分类系统（Hämmerle等，2004）。该分类系统是基于种植体植入时预计的拔牙窝愈合过程中的临床状态，并非拔牙后的描述性名词或刻板的时间框架。由此，Ⅰ型种植是指在拔牙当天植入种植体，并且在同一次外科程序中完成；Ⅱ型种植是指在软组织愈合之后、牙槽窝内具有临床意义的骨充填之前植入种植体；Ⅲ型种植是指在牙槽窝内具有临床意义和／或放射线片上的骨充填后植入种植体；Ⅳ型种植是指在牙槽窝完全愈合的位点植入种植体。根据本评述的目的，拔牙位点的种植体植入包括Ⅰ型、Ⅱ型和Ⅲ型种植方案。表1总结了本书所采纳的术语。通常，早期（Ⅱ型）种植需要4~8周的充分软组织愈合时间。获得部分骨愈合的早期（Ⅲ型）种植通常需要12~16周的愈合时间。Ⅱ型和Ⅲ型种植，牙槽窝愈合时间和达到期望的临床状态，取决于拔牙位点的原始状态和牙槽窝的大小。获得完全骨愈合的延期（Ⅳ型）种植，通常需要6个月或更长的牙槽窝愈合时间。

表1　拔牙位点种植体植入时机的分类和描述性名词

分类	描述性术语	拔牙后时期	种植体植入时预计的临床状态
Ⅰ型	即刻种植	0	拔牙位点没有骨和软组织愈合
Ⅱ型	软组织愈合的早期种植	通常为4~8周	拔牙位点软组织愈合，但无显著的骨愈合
Ⅲ型	部分骨愈合的早期种植	通常为12~16周	拔牙位点软组织愈合，并有显著的骨愈合
Ⅳ型	延期种植	通常为6个月，或更长的时间	拔牙位点完全愈合

2.2.2 文献进展

以下是与拔牙位点种植体植入相关的最新切题文献，所讨论的大部分研究报告在国际口腔种植学会（ITI）第三次共识研讨会后已经公开发表。共识研讨会第一工作组的纪要中提供了发表于此前文献的详细研究报告（Chen等，2004; Hämmerle等，2004）。

拔牙窝愈合的组织学过程

发生于拔牙窝愈合过程中的组织学现象主要来源于动物实验研究，临床研究十分罕见。

最近，发表了一篇超过6个月观察期的犬实验模型中拔牙窝愈合的系列组织学研究报告（Cardaropoli等，2003）。共9只杂种犬，拔除下颌第一前磨牙，在拔牙后的第1、3、7、14、30、60、90、120和180天检查拔牙位点的组织学愈合状态。在拔牙后3~7天，临时性基质逐渐替代占据牙槽窝大部分的原始血凝块。临时性基质由新形成的血管、未分化的间充质细胞、白细胞和胶原纤维等构成。可见内衬于牙槽窝骨壁的束状骨呈活跃的破骨活动，形成Volkmann管，在愈合中的牙槽窝和周围的牙槽骨之间建立通道。第14天，牙槽窝内充满富含血管和炎症细胞的机化结缔组织，侧壁和根尖区内衬不成熟的编织骨。第30天，新骨完全充满牙槽窝，出现改建的早期征象。第60天，牙槽窝入口处形成矿化骨桥，并逐渐皮质化，在180天时与周围的皮质骨变得难以分辨。

有关拔牙窝愈合组织学数据的人体研究十分有限（Mangos，1941; Amler等，1960; Boyne，1966; Amler，1969; Evian等，1982）。在拔牙后7~10天首次见到类骨质，在大约3周时出现原始钙化现象（Mangos，1941; Amler等，1960; Boyne，1966; Amler，1969）。随后，在5~10周骨充盈牙槽窝（Amler等，1960; Amler，1969）。最活跃的成骨活动发生在拔牙后4~6周，第8周时变得缓慢，直到16周时完成骨形成（Evian等，1982）。

有关一个或更多牙槽窝骨壁受损时牙槽窝愈合的有用数据十分有限（Adriaens，1999）。在一篇研究重组骨形成蛋白-2（rBMP-2）进行拔牙窝骨增量效果的随机对照研究中，与唇侧骨壁完整者相比，当唇侧骨壁丧失超过50%时，位点的骨再生能力下降（Fiorellini等，2005）。这一发现支持许多学者表达的一个观点，即牙槽窝骨壁的完整性对拔牙窝再生潜能至关重要（Becker等，1994a; Zitzmann等，1999; Schropp等，2003a）。

拔牙窝愈合的形态学变化

拔牙后牙槽嵴的外径减小（Johnson，1963; Carlsson和Ericson，1967）。一项前瞻性临床研究指出，后牙区拔牙位点愈合12个月时牙槽嵴宽度约降低50%（Schropp等，2003b）。值得注意的是，其中2/3的变化是发生在前3个月。作者提到唯一增加的是黏膜高度，在唇侧约为0.5mm。在12个月的观察期中，多数患者未戴用义齿。黏膜的外径变化反映了牙槽窝骨壁的改建，造成垂直向（0.7~1.8mm）和水平向（2.6~4.6mm）降低（Lekovic等，1997、1998; Camargo等，2000; Iasella等，2003; Serino等，2003）。一个近期报道显示黏膜外径变化较小（垂直向丧失为1.2mm，水平向增加为0.6mm），原因是在开始研究时位点已经受损，唇侧骨板的丧失已经超过了50%（Fiorellini等，2005）。

这些形态变化，在拔牙后很快就会发生。一项关于即刻和早期种植的对比研究中，拔牙后6~8周的"早期"位点和新鲜拔牙窝相比，牙槽窝的唇舌径约降低了2mm（Covani等，2004）。这意味着在拔牙后6~8周时，水平向丧失了15%。

以前的临床研究报道认为，拔牙后形态变化是骨改建的结果。最近，在一项犬拔牙窝愈合的组织学研究中，作者的报告是拔牙后愈合期的前8周，内衬于拔牙窝骨壁的束状骨吸收（Araújo和Lindhe，2005a）。唇侧骨板比舌侧骨板薄，在冠方几乎完全由束状骨所构成。因此，与舌侧骨壁相比，束状骨的吸收导致唇侧骨壁显著降低。同时，唇侧和舌侧骨壁外侧活跃的破骨活动导致牙槽嵴水平向外径的减小，在唇侧尤为显著。

评价拔牙后牙槽嵴保存技术维持牙槽嵴外径的

几项研究显示，无论是应用屏障膜还是低替代率的骨移植材料，仍然会发生13%～25%的水平向骨吸收（Lekovic等，1997、1998; Iasella等，2003）。由此可以推断，尽管在牙槽窝内进行了骨移植，吸收和重建过程仍然导致牙槽嵴外径的变化。但是，吸收和重建过程可能受到骨充填材料替代率的影响。对比之下，在牙槽窝内和唇侧骨壁的外侧植入同种异体脱矿冻干骨（DFDBA），并覆盖可吸收膜，水平向外径可以增加24%（Simon等，2000）。尽管在移植时水平向外径增加了42%，但在随后的4个月中移植后增加的外径又减小了一半，其原因可能是植入了颗粒性移植材料和DFDBA的吸收所致，后者在重建过程中具有高替代率（Buser等，1998）。

2.2.3　拔牙位点种植体周围间隙的愈合

2003年国际口腔种植学会（ITI）第三次共识研讨会之后，许多研究进一步提供了植入种植体的牙槽窝愈合的数据。一篇前瞻性临床研究中，18名患者在拔牙同期植入21颗种植体。所有病例没有进行骨移植和应用屏障膜。经过4个月的潜入式愈合之后，为安放穿黏膜基台，再次暴露种植位点。在种植体植入时大部分可达3mm的水平向边缘骨缺损间隙已经骨性愈合，缺损消失（Botticelli等，2004）。近年来的许多临床研究证实，4～6个月后观察到拔牙位点的种植体周围边缘骨缺损间隙，可以实现自发性骨愈合，缺损消失（Covani等，2003、2004; Chen等，2005、2007）。但是，牙槽窝内的骨再生同时伴随着唇侧骨板的外部吸收和改建，导致牙槽嵴的唇侧变得扁平。Botticelli等发现唇侧骨壁可达到56%水平向吸收和（0.3±0.6）mm垂直向吸收（Botticelli等，2004）。其他关于即刻种植时没有进行种植体周围边缘间隙骨移植的研究，显示了相似的变化（Covani等，2003; Chen等，2005、2007）。新近的一项研究比较了33个病例的即刻（Ⅰ型）和早期（Ⅱ型）种植，均未进行骨移植（Covani等，2004）。两种方案在4～6个月的愈合期之后，水平向外径的变化相似。即刻种植的牙槽嵴唇舌向宽度变化是（10.5±1.5）mm至（8.1±1.3）mm，早期种植则为（8.9±2.4）mm至（5.8±1.3）mm。

3项随机对照研究检查了不同增量技术的效果（Cornelini等，2004; Chen等，2005、2007）。Cornelini等比较了在即刻（Ⅰ型）种植穿黏膜愈合时，种植体周围边缘骨缺损间隙联合应用去蛋白牛骨基质（DBBM）与可吸收性胶原膜的效果。试验组为10个病例、10颗种植体，使用了DBBM和可吸收胶原膜。对照组也是10个病例、10颗种植体，只使用了可吸收性胶原膜。6个月之后，两组之间的放射线检查结果无差异。但是，唇侧龈缘至肩台的黏膜高度，在试验组明显高于对照组（2.1mm对0.9mm，$P<0.05$）。

62例即刻种植患者4种不同增量技术（e-PTFE膜，可吸收性聚乳酸／聚乙二醇膜，可吸收性聚乳酸／聚乙二醇膜＋自体骨，单纯使用自体骨，无增量对照组）的对比研究显示，在6个月的愈合期之后，各组之间的垂直向骨缺损高度和水平向（唇舌向）骨缺损宽度的减小无显著性差异（Chen等，2005）。存在唇侧裂开骨缺损位点的水平向骨吸收要高于骨壁完整者。使用屏障膜组（无论是可吸收性还是不可吸收性膜）与不使用屏障膜组相比，存在唇侧裂开骨缺损时，缺损宽度（近远中向）显著减小，缺损消失更加明显。

在一项比较3种增量技术（单纯使用DBBM，胶原膜＋DBBM，无增量对照组）的研究中，30例患者应用穿黏膜的单颗牙即刻种植，各组之间在缺损高度、宽度（唇舌向）和放射线参数等方面无显著性差异（Chen等，2007）。结果显示，各组之间唇侧牙槽嵴高度降低无显著性差异，降低范围为1.0～1.3mm。但是，无论是单纯使用DBBM组，还是联合应用胶原膜组，原来的唇舌向宽度的水平向骨吸收降低至25%。而没有增量的对照组，水平向吸收为50%。位点唇侧骨壁越变薄，牙槽嵴高度的降低越多。

在拔牙位点，经常可见牙槽窝一个或多个骨壁缺损。一项31个即刻种植位点的回顾性研究中，只有10个位点有完整的骨壁（32%）。其余21个位点为二壁型（52%）或0壁／一壁型（16%）骨缺损（Zitzmann等，1999）。作者报道随着牙齿拔除后时间的增加，二壁型和三壁型骨缺损的比例降低。

一些临床研究报告了拔牙位点种植体植入时用骨增量技术修复唇侧骨板的裂开骨缺损（Gelb，1993；Fugazzotto，1997；Nemcovsky等，2000、2002；Nemcovsky和Artzi，2002；Schropp等，2003a）。即刻（Ⅰ型）和早期（Ⅱ型）种植骨增量效果的数据是相互矛盾的。一项前瞻性研究显示，在解决较大的缺损高度和缺损范围方面，早期（Ⅱ型）种植比即刻（Ⅰ型）有显著优势（Nemcovsky等，2002）。比较即刻（Ⅰ型）和早期（Ⅲ型）种植的随机对照研究中，三壁型骨缺损比裂开骨缺损有更加显著的骨充填（Schropp等，2003a）。相比之下，即刻（Ⅰ型）和早期（Ⅱ型）种植的对比研究报告，两者均获得了理想的缺损骨充填（Covani等，2004）。

因此，得出如下结论：拔牙位点种植体周围边缘骨缺损间隙，水平向缺损3mm以内、骨壁完整时，可获得自发性的再生性骨愈合、缺损消失。但是，内部的骨充填同时伴随外径的变化，可能导致牙槽嵴唇舌向外径减少50%、唇侧骨壁的牙槽嵴高度丧失1mm。这些外部变化与未经任何处理的拔牙窝的观察结果相似。唇侧骨壁主要是由束状骨构成，而束状骨将在拔牙后6~8周吸收，所以当唇侧骨壁菲薄时，肯定会出现牙槽嵴高度的严重降低（Araújo和Lindhe，2005）。即刻（Ⅰ型）和早期（Ⅱ型）种植牙槽嵴的水平向变化相似。种植体周围边缘骨缺损间隙进行DBBM移植可减少水平向骨吸收，但不能阻断垂直向牙槽嵴吸收。应用屏障膜和骨移植的骨增量技术似乎能够成功地再生唇侧骨壁。但是，与唇侧骨壁完整者相比，存在裂开骨缺损时，唇侧的骨吸收显著增高（Chen等，2005）。

2.2.4 种植体存留

2003年召开第三次共识研讨会之后，发表了3篇随机对照试验，报告了拔牙位点种植的存留率（Schropp等，2005；Lindeboom等，2006；Siegenthaler等，2007）。Schropp等比较了拔牙后平均10天（3~15天）与平均14.1周（65~138

天）时植入种植体的临床结果。每组均为23个病例的23颗单颗种植体植入。种植体存留率分别为91%和96%。另外2项随机对照试验探讨了根尖病变对存留率的影响。Lindeboom等比较了即刻（Ⅰ型）和早期（Ⅲ型，拔牙后12周）种植50个病例（每组25例）的50个具有慢性根尖周炎放射线征象的单颗牙位点。种植体植入12个月后的存留率分别为Ⅰ型种植的92%和Ⅲ型种植的100%。另一篇报告种植体植入存在和不存在根尖病变者（每组均为17个病例的17个位点），12个月时每组的存留率均为100%（Siegenthaler等，2007）。

大量的前瞻性研究（Cangini和Cornelini，2005；Fugazzotto，2006；Covani等，2007；Kan等，2007；Sammartino等，2007）和回顾性研究（Evian等，2004；Perry和Lenchewski，2004；De Kok等，2006；Wagenberg和Froum，2006）报告证实即刻（Ⅰ型）种植1~5年观察期，存留率高达95%以上。在一项基于临床记录表格分析的大型回顾性研究中，Wagenberg和Froum（2006）报告了1854颗891例即刻（Ⅰ型）种植的结果，种植体为光滑和粗糙表面的两种系统。平均71个月（12~193个月）的随访结果为96%的存留率。种植体失败的显著相关因素包括：种植体表面（失败率在光滑表面为4.5%，粗糙表面为1.8%），种植部位（下颌前牙区失败率最高），选用的抗生素（因过敏不能应用青霉素者失败率较高），慢性牙周炎病史。

即刻（Ⅰ型）种植的即刻修复（临时修复体无功能性接触）的存留率也引起了广泛的关注（Locante，2004；Norton，2004；Vanden Bogaerde等，2005；Barone等，2006；Degidi等，2006；Ferrara等，2006；Horwitz等，2007；Schwartz-Arad等，2007）。总体上，这些研究报告倾向于略低的种植体存留率（65%~100%）。其中3项为对比研究。Norton（2004）报告的25例28颗单颗种植体即刻戴入临时修复体，其中即刻（Ⅰ型）种植12个月的存留率为97.6%，植入已愈合的位点的存留率为95.2%（Norton，2004）。一项111例单颗种植体即刻戴入临时修复体5年的前瞻性研究，与种植体植入完全愈合位点的存留率（100%）相比，即刻（Ⅰ型）种植的存留率明显降低（92.5%）（Degidi等，2006）。在一组患有慢性牙周炎的19个病例即刻修复单颗即刻（Ⅰ型）种植时，与种植体植入完全愈合的位点相比，存留率甚至下降到65%（Horwitz等，2007）。

因此，得出如下结论：即刻（Ⅰ型）种植的中短期种植体存留率与早期种植（Ⅱ型和Ⅲ型）、或完全愈合位点种植的种植体存留率相似。证据表明，慢性牙周炎是即刻（Ⅰ型）种植时种植体失败的风险指征。Ⅰ型种植的即刻修复似乎与种植体失败率的略微增高有关。根尖病变对种植体存留率影响的证据之间存有矛盾。

2.2.5　美学效果

通常，拔牙位点种植被用于替代美学区牙齿。因此，在选择最为合适的治疗方案时，美学效果是一项重要考量。已经发表了一些有关软组织和美学参数数据的研究报告，包括3篇随机对照试验（Schropp等，2005; Lindeboom等，2006; Chen等，2007）和前瞻性与回顾性的病例系列研究（Wöhrle，1998; Grunder，2000; Kan等，2003a; Malo等，2003; Cangini和Cornelini等，2005; Cornelini等，2005; Barone等，2006; DeKok等，2006; Ferrara等，2006; Covani等，2007; Juodzbalys和Wang，2007; Kan等，2007; Evans和Chen，2008; Buser等，2008）。多数研究是关于即刻（Ⅰ型）种植，所报告的唇侧龈缘平均退缩范围为0.5~0.9mm。但是，平均值往往会掩盖潜在的趋势。由此，频数分析提供了更多的临床信息（Evans和Chen，2008）。表2收集了关于唇侧龈缘退缩的平均值和/或频数的一些研究报告。即刻（Ⅰ型）种植龈缘退缩频数较高，退缩1mm或大于1mm者占种植位点的8%~40%；退缩0.5mm或大于0.5mm者占1/3。一项最新的前瞻性病例系列研究证实了早期（Ⅱ型）种植的美学效果（Buser等，2009）。应用的临床技术包括种植体周围边缘骨缺损间隙自体骨移植、冠方自体骨移植和唇侧骨壁表面去蛋白牛骨基质（DBBM）移植。20个位点中，只有1个（5%）出现0.5~1mm的龈缘退缩。

为了补偿拔牙后牙槽嵴的水平向骨吸收，改善美学效果，采用辅助性软组织移植（结缔组织移植，或称CT移植）轮廓扩增（Grunder等，1996; Prince和Prince，1999; Khoury和Happe，2000），维持充足的角化黏膜带（Bianchi和Sanfilippo，2004），在薄龈生物型位点增加软组织厚度（Kan等，2005）。移植组织通常取自腭黏膜（Langer和Calagna，1980）。在一项长达9年随访的前瞻性临床研究中，116例患者接受了即刻种植和结缔组织移植，对照组的20例患者只进行了即刻种植（Bianchi和Sanfilippo，2004）。进行结缔组织移植后，角化黏膜超过2mm者占85%~95%，对照组为65%~70%；与邻牙龈缘高度差为1mm或小于1mm的分别为95%和80%。

近年来，提倡即刻修复时的即刻（Ⅰ型）种植采取不翻瓣技术（Wöhrle，1998; Kan和Rungcharassaeng，2003），假定不翻唇侧瓣可以减少唇侧牙槽嵴吸收，进而提高软组织美学效果。最近，使用该技术的研究仍然报告存在龈缘退缩，唇侧龈缘中点退缩平均为0.5~0.75mm（Kan和Rungcharassaeng，2003; Cornelini等，2005）。

已经确定了几项因素为龈缘退缩的指征。Kan等（2007）评价了龈缘退缩频数与唇侧骨壁裂开的大小和形状之间的关系。较窄或V形缺损位点，只有8.3%龈缘退缩为0.5mm或更多。较宽（U形缺损）或缺损累及邻牙（UU形缺损）位点，相应的退缩频数分别为42.8%和100%。同时，即刻（Ⅰ型）种植体植入时，种植体肩台位于拔牙位点的位置也是一项重要因素。已经证实，种植体位于牙槽窝唇侧时比偏腭侧的位置有更大的龈缘退缩风险（Chen等，2007; Evaus和Chen，2008）。Chen等（2007）报道，龈缘退缩位点的种植体唇侧骨壁厚度较小，为（1.1±0.3）mm，而没有退缩者为（2.3±0.5）mm。与厚龈生物型相比，薄龈生物型位点有更高的龈缘退缩风险（Kan等，2003b; Chen等，2007; Evaus和Chen，2008）。此外，薄龈生物型位点龈缘退缩1.5mm或超过1.5mm的频率更高（Evaus和Chen，2008）。

在前上颌区，通常推荐即刻种植时辅助结缔组织移植。移植组织通常取自硬腭黏膜，置于种植体唇侧，进行轮廓扩增和／或初期关闭牙槽窝。即刻（Ⅰ型）种植，尤其是薄龈生物型时，应当考虑结缔组织移植。需要松弛唇侧瓣基部的骨膜，使之充

分覆盖移植的结缔组织瓣。必须注意，要保证移植的组织瓣不要太大，否则位点可能会过度成形，并且瓣边缘难以对位缝合。

表2 拔牙位点种植体植入时机的分类和描述性名词

研究报告	负荷方案	种植体植入方案	唇侧龈缘退缩频数	备注
Wöhrle，1998	即刻修复	即刻（Ⅰ型）	14.3%，退缩1～1.5mm	
Grunder，2000	延期	即刻（Ⅰ型）	未报告	平均退缩0.6mm（0～1.5mm）
Kan等，2003	即刻修复	即刻（Ⅰ型）	未报告	平均退缩（0.5±0.53）mm
Cangini和Cornelini，2005	延期	即刻（Ⅰ型）	未报告	使用釉基质衍生物位点平均退缩（0.2±1.5）mm；使用胶原屏障膜位点平均退缩（0.9±1.3）mm
Cornelini等，2005	即刻修复	即刻（Ⅰ型）	未报告	平均退缩0.75mm
Lindeboom等，2006	延期	即刻（Ⅰ型）	8.7%，退缩1～2mm 30.0%，退缩<1mm	
Chen等，2007	常规	即刻（Ⅰ型）	33.3%位点发生退缩	
Juodzbalys和Wang，2007	延期	即刻（Ⅰ型）	21.4%，退缩1～2mm	
Kan等，2007	即刻修复	即刻（Ⅰ型）	34.8%，退缩≥0.5mm 8.3%，V形缺损 42.8%，U形缺损 100%，UU形缺损	
Evaus和Chen，2008	常规	即刻（Ⅰ型）	45.2%，退缩0.5mm 21.4%，退缩1.0mm 19.1%，退缩≥1.5mm	平均退缩（0.9±0.78）mm
Buser等，2009	早期	早期（Ⅱ型）		1个位点退缩0.5～1.0mm

3 拔牙位点种植的术前评估和治疗方案

3.1 拔牙位点种植治疗效果的影响因素

D. Buser, S. Chen

3.1.1 引言

目前，拔牙位点种植是一项常规的临床技术。患者就诊时，牙齿不能保留的原因包括：龋病、慢性牙周炎、根折、牙髓治疗失败、残根和外伤等。医生必须评估牙齿，为拔牙后种植体植入时机做出建议。种植治疗的主要目标是从功能和美学两个方面均获得高预期的成功治疗效果，并伴随最低的并发症风险。其次是获得成功治疗效果时，尽可能减少手术次数、减轻患者的不适和缩短拔牙和戴入修复体之间的治疗周期。过去的10～15年间，为使种植治疗更加吸引患者，进而增强患者的接受程度，在改进治疗方案的上述方面做了大量工作。但是，

这些改进既不应危及获得成功治疗效果的可预期性，也不应增加并发症风险。

对医生而言，很重要的是要知道有多种不同的治疗方案可以用于拔牙位点，例如即刻、早期或延期种植。第2章进行了最新文献概述，每一种治疗方案都有其特点、适应证、禁忌证、优缺点、可预期程度、风险程度和完成治疗程序的困难程度等，同时这些治疗方案所获得的科学证据不同。

如图1所示，治疗效果通常受4项因素影响，相互之间密切相关。关键的因素是医生，因为医生根据其对临床状态的判断，做出了所有的决定。医生

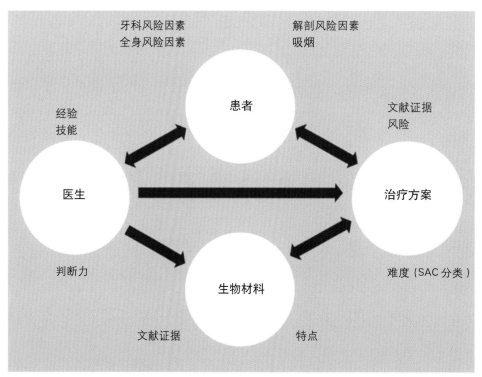

图1 牙种植治疗效果的4项影响因素及其相互关系

评估患者、选择必要的生物材料和决定能获得预期效果的最佳治疗方案。

图1显示了通常情况下影响种植治疗效果的4项主要因素。示意图可以用于种植治疗的所有临床状态。以下将从拔牙位点种植角度讨论这4项因素。

本书将特别关注美学区拔牙位点的单颗牙种植修复，因为这在临床上很常见。不过，在前上颌拔牙后连续多颗牙缺失的临床处理，将在即将出版的国际口腔种植学会（ITI）口腔种植临床指南的其他卷章分开讨论。此外，后牙的拔牙位点种植体植入将在本书病例报告中加以介绍和讨论。

3.1.2 患者

任何类型的种植治疗都必须进行认真的术前分析，评估拟种植患者的个体风险表。前上颌的拔牙位点种植体植入，治疗程序常常涉及牙科学的诸多方面，所以必须进行全面的术前分析。通常，存在4类不同的风险因素：

1. 全身风险因素
2. 吸烟
3. 牙科风险因素
4. 解剖风险因素

应该注意到，确定一个风险因素，需要前瞻性研究明确其因果关系。在牙种植学中，通常缺乏这样的证据，所讨论的这些"风险因素"相当于风险指征。为了便于临床讨论，采用了较为笼统的术语：风险因素。

前两组风险因素相当于系统性风险因素，通常从口腔和全身的角度影响治疗效果，必须作为患者病史的一部分进行细察。后两组相当于局部风险因素，主要是从局部影响治疗效果。以下将简要讨论这些所有的因素。

全身风险因素：该术语包括了对创口愈合和骨重建能力，以及对已经发生骨结合的种植体长期维护产生负面影响的所有疾病和状态。国际口腔

种植学会（ITI）在20世纪90年代末的第二次共识研讨会上首次尝试对这些因素进行分类，将全身风险因素分为高风险因素和风险因素（Buser等，2000）。下列疾病或状态被归类为高风险因素：①严重骨病，例如成骨不全或骨软化症，但很少见；②病毒（HIV）或服用药物（皮质类固醇、肿瘤化疗等）引起的免疫抑制或缺陷；③影响患者依从性的毒瘾、心理或精神障碍。风险因素组包括下列疾病或状态：放疗；重症糖尿病，尤其是青少年（1型）糖尿病；出血性疾病，例如出血体质或药物导致的凝血障碍。尽管最近的评述性文献显示证据级别较低（Mombelli和Cionca等，2006），但在过去的十几年，该风险因素组的内容没有太大变化。未见有关更为严重的全身状态的数据，简单的原因是对这样的患者没有进行种植治疗。最近，患者定期服用双膦酸盐类药物被确定为一个新的风险因素（Marx等，2005）。这种药物常常用于骨转移的癌症患者或骨质疏松症的患者，抑制破骨活动和骨吸收。双膦酸盐可引起骨坏死，导致大面积的坏死骨暴露于口腔。目前，似乎只有双膦酸盐静脉给药被认为是种植治疗的绝对禁忌证（Scully等，2006）。对口服双膦酸盐的患者，最近的一项短期研究认为不会增加骨坏死的风险（Fugazzotto等，2007）。

吸烟：长期以来就知道吸烟会对种植体的远期预后产生负面影响（Bain和Moy，1993；De Bruyn和Collaert，1994）。一篇新的系统性评述明确地确认了吸烟与生物学并发症之间的关系，例如种植体周围感染和失败率增高（Strietzel等，2007）。通常，不吸烟和各种程度的吸烟之间存在着差异。最近的一项研究证实，严重吸烟者（每天大于20支）的失败率最高（Sanchez-Perez，2007）。

牙科风险因素和解剖风险因素：因为这两组局部因素是Martin等在"国际口腔种植学会（ITI）口腔临床指南"第一卷第3章中所提出的美学风险评估（ERA）的要素（Martin等，2006），在此将合并讨论。Martin等将12项风险因素集成一表（表1），用于对患者的常规评估。

表1　患者的美学风险评估（ERA）表，包括12个方面的评估

美学风险因素	低	中	高
健康状态	健康，免疫功能正常		免疫功能低下
吸烟习惯	不吸烟	少量吸烟（＜10支／天）	大量吸烟（＞10支／天）
患者的美学期望值	低	中	高
唇线	低位	中位	高位
牙龈生物型	低弧线形，厚龈生物型	中弧线形，中厚龈生物型	高弧线形，薄龈生物型
牙冠形态	方圆形		尖圆形
位点感染情况	无	慢性	急性
邻面牙槽嵴高度	到接触点≤5mm	到接触点5.5~6.5mm	到接触点≥7mm
邻牙修复状态	无修复体		有修复体
缺牙间隙的宽度	单颗牙（≥7mm）	单颗牙（＜7mm）	2颗牙或2颗牙以上
软组织解剖	软组织完整		软组织缺损
牙槽嵴解剖	无骨缺损	水平向骨缺损	垂直向骨缺损

以上讨论了前两项风险因素：健康状态和吸烟习惯。第三项一般性风险因素是患者对治疗效果的期望值，其他9项风险因素代表了局部因素，将在以下讨论与前上颌单颗拔牙位点种植体植入间的关系。

患者的美学期望值：初诊时，确定患者对美学效果的期望值非常重要。基于解剖条件，有时患者的期望是不切合实际的。因此，与患者坦率地讨论解剖风险因素及其对治疗潜在影响和相关并发症风险，将有助于避免美学期望高的患者产生失望。就美学方面，这类患者被认为是"高风险"。

唇线：唇线关乎患者咀嚼、说话或笑时牙及其支持组织的暴露量，分为不同的3类：低位、中位和高位唇线（Martin等，2006）。最大的风险与高位唇线相关联（图2），患者常常随时暴露全部前上颌牙以及绝大部分牙槽突。相反，唇线位置越低美学风险越小，因为口唇有效地遮盖了牙龈外形、牙冠比例和修复体根方的欠佳效果。

组织生物型：在此，区分为薄龈、中厚龈和厚龈生物型（Martin等，2006），并具备各自的特征。由厚而宽的附着黏膜构成的厚龈生物型，风险最低（图3），具备特有的抗退缩能力（Kan等，2003b; Kois，2004）。厚黏膜能够遮盖种植体及黏膜下金属部件的颜色，降低产生不愉快美学效果的风险。显然，该生物型有利于种植体周围软组织美学的长期稳定。

尽管在邻牙的牙周健康、牙槽嵴高度无变化时，薄龈生物型可以展现出极佳的单颗牙种植的美学效果，但相比之下，美学风险最高（图4）。对这类患者，能够形成和维持龈乳头，但也显著地增加了黏膜退缩的风险（Evans和Chen，2008; Kan等，2003b; Kois，2004），略偏腭侧的种植体位置有利于改善美学效果。

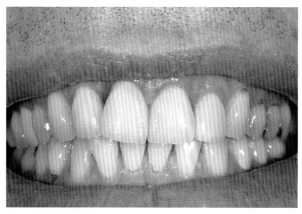

图2 高位唇线患者

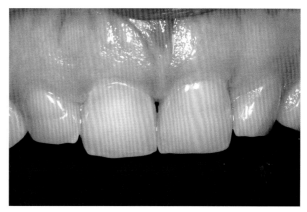

图3 厚龈生物型和方圆形牙冠，归类于低美学风险

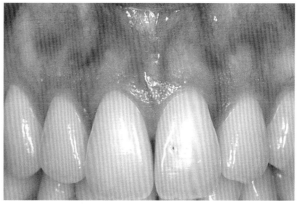

图4 患者为薄龈生物型、高弧线形龈缘伴有尖圆形牙齿，存在高美学风险

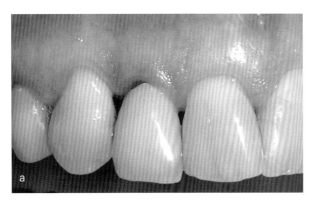

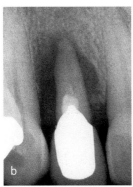

图5a，b　邻牙邻面牙槽嵴垂直高度降低是一个显著的风险因素，将影响种植治疗后的龈乳头高度。该女性患者，严重的根尖周病造成骨缺损

邻牙牙冠形态：缺失牙和邻牙的形态，可以严重影响与美学区单颗种植修复相关的风险程度。尖圆形牙冠（图4）常伴有薄和高弧线形的牙龈生物型（Müller等，2000）。当尖圆形牙冠伴发邻面牙槽嵴垂直高度降低时，损失了邻面龈乳头高度，显著增加了美学风险。此时，常常需要将种植修复体做成较长的方圆形和延长邻面接触区，潜在地危及最终效果。如果将修复体做成尖圆形牙冠形态，肯定会出现邻面间隙（"黑三角"）。矩形或方圆形牙齿常常伴有厚龈生物型软组织，其美学风险降低（图3）。

邻面牙槽嵴高度：临床研究显示种植体支持的修复体是否存在完美的牙间乳头，主要取决于邻面牙槽嵴高度（Choquet等，2001；Kan等，2003b；Ryser等，2005）。因局部感染导致的邻面牙槽嵴垂直高度丧失以及接触点和骨嵴之间的距离超过6mm，甚至7mm时，危及美学效果的风险显著升高（图5a，b）。正常轮廓的修复体与邻牙之间出现"黑三角"的可能性，在邻面牙槽嵴严重丧失时明显增高。因此，邻面牙槽嵴降低的临床状态仍然是一个挑战，外科医生很难应对，因为外科技术仍然不能预期恢复这种骨丧失。

种植位点的局部感染： 整个牙列或将来的种植位点是否存在感染，是术前分析过程中检查的一个重要方面。多年前就已经明确，种植治疗之前应该处理未治疗的牙周炎（Mombelli和Lang，1992），因为牙周病的牙齿能够引起种植位点潜在的交叉感染。牙髓病变、创伤后病变（根折、根吸收和／或牙固连）或异物（汞合金残留、感染的残根）所引起的局部感染，归类于低风险（图6a，b），因为种植体植入这些感染的位点可引起术后并发症。有渗出和脓液的急性感染归类于高度风险；慢性感染被归类为中度风险。

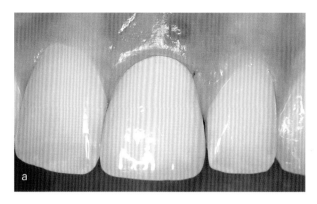

但是，种植体植入患有根尖周病的拔牙位点是否增加种植体早期失败率仍然存在争论。一项前瞻性随机临床研究明确证实失败率增高（Lindeboom等，2006），但是另一项研究未见差异（Siegenthaler等，2007）。有脓或根尖瘘的急性感染位点，更加合理的方案应该是延期种植体植入。

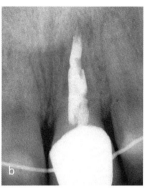

图6a，b　上颌左侧中切牙感染伴有瘘，感染的原因来自创伤后根吸收，不建议进行即刻（Ⅰ型）种植

邻牙修复状态： 如果单颗牙缺隙的邻牙没有修复体，就不存在美学效果的额外风险。但是，如果邻牙有进入龈沟的修复体，就存在严重的美学风险。邻牙的修复体边缘位于龈下时，种植体植入后，常常发生龈缘退缩，导致修复体边缘暴露或龈缘轮廓变化。对这类患者，更换邻牙修复体通常是治疗计划的一部分，或者通过调整切口降低风险。

缺牙间隙宽度： 种植体支持的单颗牙种植修复获得美学效果的概率，要明显高于连续多颗牙缺失的种植修复（Belser等，1996、1998; Buser等，2004）。如前所述，是否存在龈乳头主要依赖于邻牙根面的邻面牙槽嵴高度。在单颗牙缺隙，近远中向距离必须足以保证种植体肩台到邻牙根面至少有1~1.5mm的距离（Buser等，2004）。在国际口腔种植学会（ITI）口腔种植临床指南的其他卷中将讨论前上颌的连续多颗牙缺失位点，因为这种临床状态明显表现为高美学风险。

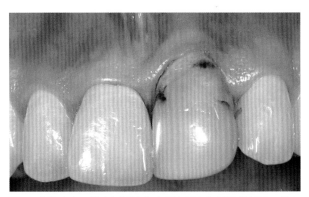

图7 女性患者，发生牙固连的上颌左侧中切牙不能保留，垂直向软组织缺损。软组织量不足并伴有高风险的脆弱、薄龈生物型

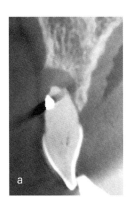

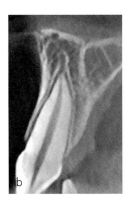

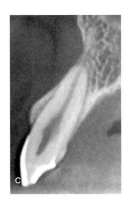

图8a～c 3张放射线片显示拔牙前唇侧骨壁的不同状态：（a）唇侧骨壁完全丧失，原因是局部进行性感染，如根尖周病；（b）唇侧骨壁菲薄（≤1mm），常见于前上颌；（c）唇侧骨壁较厚（＞1mm），在前上颌较为少见

软组织解剖：软组织缺损通常都伴有牙槽嵴的水平向和／或垂直向骨缺损（图7）。

试验和临床研究均证实，与天然牙一样，生物学宽度的概念适用于牙种植体。这就意味着种植体周围有恒定的软组织附着（Berglundh和Lindhe，1996；Cochran等，1997；Kan等，2003b）。解决种植位点软组织不足的关键是在种植体植入同期或之前进行成功的骨增量，或者在种植体植入同期或之前用结缔组织移植进行软组织增量。这两种技术均为常规性临床技术，有时则联合应用。邻牙的龈缘退缩是一个重要因素，需要用规范的膜龈外科技术改善美学效果。

种植位点骨缺损：这是很重要的一类因素。Martin等（2006）将其分为3组：没有骨缺损的愈合位点归类于低风险；已愈合的拔牙位点，或水平向缺损的位点归类于中度风险，因为目前用于这种骨缺损成功增量的外科程序具有高预期性和低并发症风险。解决水平向骨缺损，获得确凿证据的外科方法是引导骨再生（GBR）技术：与种植体植入同期（Nyman等，1990；Simion等，1997）或预先进行牙槽嵴重建的分阶段方法（Buser等，1996；von Arx和Buser，2006）。目前，将该治疗程序称为轮廓扩增，因为它准确地描述了骨增量程序的主要目标。获得成功的轮廓扩增包括：①在唇侧种植体−骨界面获得成功的骨再生；②为了模拟自然的牙根样隆起，充分地扩增轮廓（Buser等，2008）。

在拔牙位点，牙槽窝的形态很重要，尤其是拔牙时唇侧骨壁的状态。唇侧骨壁可能因局部感染和创伤而缺失（图8a）。此时，首要的任务是骨增量。通常的临床状态是唇侧骨壁较薄（≤1mm；图8b），在4～8周会发生骨吸收，导致唇侧水平向火山口样骨缺损以及骨高度丧失。

这个结果已经获得试验和临床研究的证实（Araújo和Lindhe，2005；Nevins等，2006；Schropp等，2003b）。因此，必须在种植体植入同期进行轮廓扩增。唇侧骨壁较厚者（>1mm；图8c），骨吸收不会如此严重，骨高度丧失最小。但是，骨壁将经历一定程度的改建变化，在骨愈合6个月后唇侧轮廓明显变平（Botticelli等，2004）。概括这些不同的临床状况，需要完善美学治疗效果时，GBR轮廓增量是最常用的方法。

从外科角度，种植位点的垂直向骨缺损最为苛刻，将其归类于高度风险。所幸，在前上颌拔牙位点这种情况并不常见。如果存在，通常发生在伴有创伤后根向错位的牙固连位点（图9）或重度慢性牙周炎造成骨丧失位点。

在某种程度上，可以成功应用GBR进行垂直向牙槽嵴增量（Simion等，1998、2007）。但是，其外科程序极其困难、复杂，并面临着软组织裂开并发症的高度风险。因此，应该让具备丰富经验的医生来完成这种外科治疗。经验丰富的医生是指具备必要的技能，拥有广泛的患者源而获得了这种复杂手术的经验，并建立可靠的治疗常规。

在上颌后部位点，由于牙槽嵴的严重萎缩或上颌窦的广泛气化，骨高度会明显降低。在下颌后部，这种类型的拔牙位点垂直向萎缩较为少见，严重的垂直向萎缩常见于长期戴用远中游离鞍基的可摘局部义齿患者。但是在上颌后部，由于上颌窦底向牙槽嵴扩张，常见拔牙位点的骨高度降低（图10a，b）。此时，种植体植入时机主要受到解剖条件限制的影响，因为需要选择适当的时机进行上颌窦底提升。

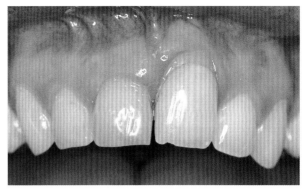

图9　根向错位的牙固连导致严重的骨和软组织缺损。拔牙后将出现广泛的组织缺损

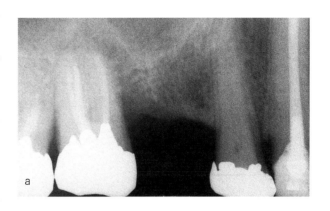

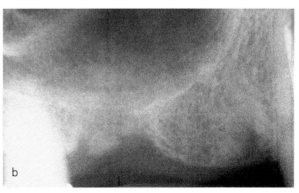

图10a，b　上颌右侧第一磨牙位点的骨高度明显降低，因不能获得种植体初始稳定性，不允许进行即刻（Ⅰ型）或早期（Ⅱ型或Ⅲ型）种植。因此，建议拔牙后至少6个月的愈合期，使牙槽嵴再生，提供种植体初始稳定性

3.1.3 生物材料

拔牙位点种植体植入，多数情况下需要三方面的生物材料：种植体、屏障膜和引导种植体周围骨再生的骨充填材料。

在这三方面材料的选择上，是否能保持较低的意外并发症和出现负面治疗效果的风险，科学文献提供的证据具有重要意义。生物材料不但在实验研究上，也应该在临床研究上获得充分的论证。

在此不进行有关种植体类型、屏障膜和骨充填材料的详细讨论，因为这些内容超出了本卷"国际口腔种植学会（ITI）口腔种植临床指南"的范围。相反，只评述这些生物材料的特点和临床使用重要性的原因。

种植体的特征： 关于选择种植体，市场上存在许多获得充分证实和完善测试的种植系统，其中多数使用商业纯钛。在特定情况下，下列特点对选择种植体是很重要的。

· 种植体形状
  – 螺纹或非螺纹种植体
  – 柱状或锥形柱状
  – 不同的种植体直径和长度
  – 螺纹的几何形态和螺距
  – 骨水平或软组织水平种植体
  – 平或弧线形平台

· 种植体与基台连接
  – 外连接或内连接
  – 柱状或锥度连接
  – 平台转移概念

· 修复体结构
  – 钛、金或氧化锆基台或中间基台
  – 直基台或角度基台
  – 螺丝固位或粘接固位修复体

· 种植体表面
  – 表面形态：光滑、微粗糙或微孔表面
  – 表面化学：亲水性或疏水性表面

该列表显示了现代种植体的差别，阐明了过去10～15年间工业对医生在这些方面不断要求改进的反映。原则上，推荐医生选择拥有充分文献报道的种植体。这些种植体是能够反映现代技术工艺水平的高精度产品，而且基于实验和临床研究验证。与公司合作是很重要的，能够长期供应修复部件，以备出现并发症时使用。

目前，临床上首选螺纹形微粗糙钛表面种植体。尽管拔牙位点种植的愈合时间主要取决于种植体周围骨缺损的形状和大小，但种植体表面的改进能够缩短愈合期。

屏障膜的特点： 屏障膜再生种植体周围骨缺损始于1988年末，当时使用e-PTFE膜（Lazzara，1989；Nyman等，1990；Buser等，1990）。90年代中期，开始广泛使用可吸收性胶原膜（Hürzeler和Strub，1995；Hutmacher等，1996）。选择屏障膜时，以下因素非常重要：

· 生物相容性和组织反应
  – 生物惰性或生物可吸收性
  – 异物反应
  – 屏障功能的持续时间

· 手术时的可操作性
  – 亲水性和挺度
  – 外科操作时的适应性
  – 是否需要针钉或微螺钉固位
  – 是否需要二次手术取膜

· 软组织裂开时的易感性
  – 是否发生炎症
  – 通过肉芽组织进行无并发症的二期愈合的可能性

目前，在牙种植学中生物可吸收性屏障膜占有绝对优势，因为术中易于操作、软组织裂开时并发症的风险较低、不需要二次手术将膜取出。

骨充填材料的特点：GBR治疗，在20世纪90年代初就开始使用骨充填材料，避免在愈合过程发生屏障膜塌陷。起初，主要使用自体骨碎屑和骨块（Buser等，1993）。在当时就意识到，自体骨移植具有骨生成和骨诱导特点，能够加速新骨形成，缩短愈合期。至20世纪90年代中期，开始研究自体骨移植替代材料的效果，以简化外科程序、减轻患者的供区并发症（Buser等，1998；Hämmerle等，1998）。目前，有多种骨充填材料可供使用。下列特点与选择骨充填材料有关：

- 生物相容性
  - 异物反应
  - 骨引导、骨生成或骨诱导性
  - 骨替代率：高或低

- 来源
  - 骨移植或骨替代材料
  - 自体骨移植
  - 同种异体骨移植
  - 异种骨移植
  - 异质（合成）充填材料

- 形状和机械性能
  - 块状或不同大小的颗粒状
  - 物理稳定性：螺丝固定或不需要固定

目前，仍然使用自体骨促进骨愈合，缩短愈合期。另一方面，在需要保持骨量稳定的位点非常乐于使用低替代率的骨代用品。因此，目前广泛的混合使用具有骨生成特性的自体骨和低替代率的骨充填材料，这不仅用于GBR治疗，也用于上颌窦底提升。

3.1.4　治疗方案

依据术前分析，建立拟种植患者的个体美学风险评估表，临床医生必须选择能够获得最好预期治疗效果的最佳治疗方案。在拔牙位点，有4种治疗

方案，将在第3.2节介绍其优缺点。

这些方案的科学证据不同，进行成功治疗的难度不同，并发症风险也不同。国际口腔种植学会（ITI）用SAC分类划分了各种临床状况和治疗方案，将单独出版2007年国际口腔种植学会（ITI）SAC研讨会的会议声明（Dawson和Chen，2009）。

3.1.5　临床医生

最后，也是最重要的一点是，临床医生对获得成功的治疗效果起关键作用。临床经验证明，许多种植并发症和失败是由医源性因素引起的。这些因素有选择治疗方案和／或生物材料不当，或临床操作欠妥等。过去的15年间，牙种植学出现了许多新的治疗选择，例如对牙列缺失或缺损患者拔牙位点多种不同的种植方案和负荷方案，由此对医生的日常种植治疗提出了更高要求。一般而言，外科操作错误造成的并发症更加严重。种植体的形状和直径选择不当、种植体位置不当（从修复角度）、超过患者愈合潜力的激进的外科技术或损伤重要的解剖结构（如下牙槽神经），都将导致严重的并发症。

成功的种植外科医生要能够满足不同的临床需求，必须掌握精确的实施种植外科手术的技巧和能力。要获得相应程度的技巧和能力，就应当接受相应的教育，最好是具有专业水准的毕业后教育项目。另一个重要的方面是医生的患者源，每年都应该有足够数量的种植患者，使医生团队建立良好的治疗规范。为建立一个必须有的规范，医生团队的目标是需要平均每周至少完成一例种植手术。牙科的基础设施也非常重要，必须能够在卫生和适宜的外科环境中很好地完成手术。

最后一个因素是医生必须能够正确判断种植患者的临床状态。这种评估不仅仅是依据患者风险评估表为治疗难度提供信息，还有助于判定医生本身是否有能力完成计划中的治疗程序。医生应该意识到自身的医疗水平，不要尝试任何超出自身能力或没有接受过适当培训的治疗程序。前面提到的SAC

分类（Dawson和Chen，2009），按照明确的原则为医生提供了临床病例的分类：简单（S）、复杂（A）和高度复杂（C）。从保证质量的角度，更加复杂或高度复杂病例由富有经验和技巧的医生及技师来完成应该是符合逻辑的。这些病例的治疗，通常由外科和修复专家与经验丰富的技师合作构成的治疗团队来完成。

3.2　拔牙位点的不同种植方案的优缺点

S. Chen, D. Buser

拔牙后何时植入种植体，有几种方案可供选择。种植体植入可以是即刻（Ⅰ型）种植，软组织愈合的早期（Ⅱ型）种植或部分骨愈合的早期（Ⅲ型）种植。在某些情况下，为了使牙槽窝完全愈合，医生可能决定进行延期（Ⅳ型）种植。因为每一种方案都有确切的临床指征，所以决定何时植入种植体需要基于位点、期望的治疗效果和术者等因素认真考量。

3.2.1　治疗周期和外科手术次数

即刻（Ⅰ型）种植，因为种植体植入是在拔牙时进行，是同一外科程序的一个部分，所以患者只承受一次外科手术。患者和医生都认为这是一个优点。相反，早期（Ⅱ型和Ⅲ型）种植需要两次外科手术：第一次拔牙（通常为不翻瓣手术），第二次植入种植体。

与早期（Ⅱ型和Ⅲ型）种植相比，通常认为即刻（Ⅰ型）种植的整个治疗周期最短。推迟到12周，发生部分骨愈合时植入种植体，即Ⅲ型种植，在这3种方案中治疗周期最长。应当注意到在临床实践上，许多医生建议即刻（Ⅰ型）植入种植体后延长愈合期，以确保成功的种植体骨结合。由此，将即刻（Ⅰ型）种植与软组织已愈合的早期（Ⅱ型）种植相比，多数患者从开始治疗到进入修复程序的整个治疗周期，可能并不存在差异。

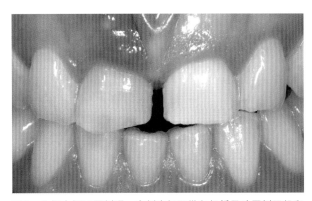

图1 上颌中切牙唇侧观。右侧中切牙纵向根折导致唇侧牙龈和黏膜的弥漫性肿胀和脓性渗出

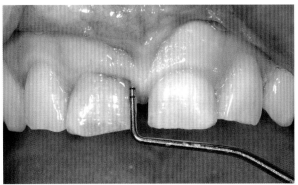

图2 牙周探诊显示深而宽的牙周袋，确认唇侧骨板严重破坏

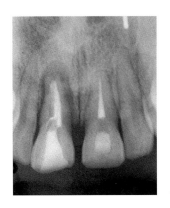

图3 放射线片显示右侧中切牙广泛的根尖周病变和牙周膜间隙

3.2.2 位点因素

局部感染的消除

存在急性炎症和脓性渗出，或广泛骨破坏的慢性炎症位点，拔牙后推迟种植体植入（Ⅱ型、Ⅲ型或Ⅳ型种植）将使局部炎症得以消除。医生可以通过临床和放射线检查确定炎症消失（图1～图5）。同时建议拔除牙周受累的患牙时，拔牙后进行早期（Ⅱ型、Ⅲ型）种植，而不是即刻（Ⅰ型）种植。

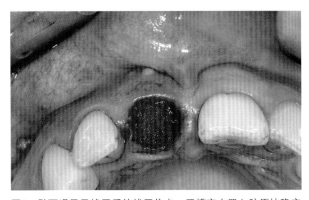

图4 𬌗面观显示拔牙后的拔牙位点，牙槽窝内置入胶原块稳定血凝块

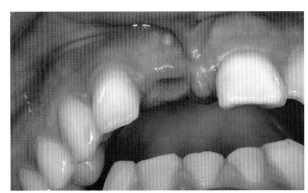

图5 右侧中切牙𬌗面观，愈合8周后感染完全消退，软组织完全封闭牙槽窝

种植体周围缺损的三维变化和形态

牙齿一经拔除，随着时间的推移，束状骨吸收和外部的改建将导致牙槽嵴的三维改变。即刻（Ⅰ型）种植时，医生有一个最大的植入空间，种植体位置在拔牙窝内有最大的空间回旋余地。但在前上颌，如果种植体肩台位于牙槽窝内偏唇侧，并发生了龈缘退缩，即刻种植的优势将潜在转变为美学劣势。

拔牙之后，唇侧骨壁的吸收和改建引起多数牙槽窝的水平向外径变化。在牙槽嵴的嵴部，菲薄的唇侧骨板几乎全部由束状骨构成。由于阻断了来源于牙周膜的血液供应，唇侧骨壁迅速吸收（Araújo和Lindhe，2005）。如果拔牙时唇侧翻瓣，唇侧骨壁的血供将进一步受到影响（Wood等，1972）。临床上，认为拔牙后4～8周软组织愈合的早期（Ⅱ型）种植，牙槽嵴的三维变化较小，尤其在拔牙不翻瓣时。牙槽窝邻近天然牙的邻面牙槽嵴，在这个时期观察到的三维变化非常小。结果，多数医生发现无论在二壁型或三壁型牙槽窝，仍然存在有利的形态。

愈合至少12个月的早期（Ⅲ型）种植，水平向骨丧失可能更加严重。在原始牙槽窝直径较小，或唇侧骨壁受损甚至丧失时，增加了种植位点预备后唇舌向宽度不足的风险。愈合超过6个月的延期（Ⅳ型）种植，唇侧骨壁吸收和唇侧牙槽嵴外形轮廓变平更加严重，常常导致需要分阶段的治疗方案（先行骨增量，以后再植入种植体）（von Arx和Buser，2006）。这种情况常发生于外伤牙缺失的10～15岁青少年。对这些患者，必须将种植体植入时间推迟到牙颌面发育完成之后（Koch等，1996）。部分骨愈合的早期（Ⅲ型）和延期（Ⅳ型）种植，是影响种植体初始稳定性的严重骨缺损病例的指征，例如囊肿病损。在美学效果重要的区域，使用低替代率骨充填材料的牙槽嵴保存技术，有助于使随着时间的推移所发生的水平向骨丧失降到最低程度（Artzi等，2000; Sclar，2004）。

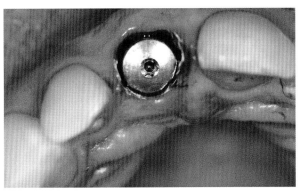

图6　种植体植入上颌右侧中切牙牙槽窝后的殆面观，种植体略偏牙槽窝的唇侧。这个位置的龈缘退缩风险增加

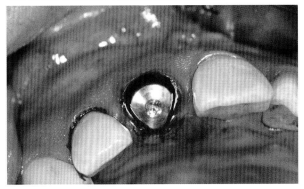

图7　上颌右侧中切牙位点的殆面观，种植体明显偏牙槽窝的腭侧。这个位置的龈缘退缩风险降低

同期骨增量

同期骨增量通常用于即刻（Ⅰ型）、早期（Ⅱ型和Ⅲ型）和延期（Ⅳ型）种植。因此，比较这些种植体植入方案，骨增量程序并不存在相对的缺点，除非因唇舌向骨宽度不足或不利型种植体周围骨缺损需要分阶段治疗时。

如果所有骨壁完整和种植体周围间隙唇舌向宽度为3mm或小于3mm，即刻（Ⅰ型）或早期（Ⅱ型和Ⅲ型）种植时不需要用同期骨增量促进骨再生，会自动发生所期望的新骨充填。但是，应该预计会出现明显的水平向骨吸收。在美学重要的牙列区将导致种植修复体龈缘处的软组织轮廓丧失，损害美学效果。维持骨外形轮廓和黏膜支持，是获得种植修复理想的软组织美学效果的重要因素（Buser等，2008）。

种植体周围边缘骨缺损间隙的骨或骨代用材料移植，可用于即刻（Ⅰ型）和早期（Ⅱ型和Ⅲ型）种植，能够减少水平向骨吸收程度。但某些研究显示，不能完全避免水平向宽度降低。另一种方案，在唇侧骨壁的外侧移植，显示轻度增加、至少是维持了牙槽嵴的水平向宽度。临床上，即刻（Ⅰ型）种植时，在完整牙槽窝的外侧进行颗粒状材料移植是一个挑战，因为唇侧骨壁外凸、并且难以稳定颗粒状移植材料和获得良好的黏膜瓣覆盖。早期（Ⅱ型和Ⅲ型）种植时，骨壁吸收常常形成火山口样凹陷，有利于唇侧的轮廓扩增。这增强了移植材料的稳定性，应用屏障膜和骨膜松弛切口更易于无张力的初期创口关闭。因此，与即刻（Ⅰ型）种植相比，唇侧骨壁外侧用颗粒状材料增量，早期（Ⅱ型和Ⅲ型）种植时更容易操作。

发现唇侧骨壁受损或裂开骨缺损时，无论拔牙后何时植入种植体都应该进行同期骨增量。即刻（Ⅰ型）和软组织愈合的早期（Ⅱ型）种植时，多数病例至少是二壁型骨缺损，所以可以进行同期骨增量，并有高度可预期性。部分骨愈合的早期（Ⅲ型）种植，水平向骨缺损的增多使得二壁型骨缺损的骨壁深度降低，或者增加了少于二壁型骨缺损的机会。医生必须决定是进行同期骨增量，还是采取先骨增量、5～6个月后再植入种植体的分阶段治疗

方案。

辅助性结缔组织移植

上颌前部种植时，经常建议辅以结缔组织（CT）移植。组织瓣通常取自硬腭黏膜，置于种植体唇侧，目的是轮廓扩增和／或初期关闭牙槽窝。即刻（Ⅰ型）种植，薄龈生物型时应考虑结缔组织移植。需要松弛唇侧瓣基部的骨膜，实现瓣的充分复位以覆盖移植材料。应该加以注意，保证结缔组织瓣不要过大，否则位点可能过度成形和很难获得唇侧瓣边缘的理想复位。

早期（Ⅱ型和Ⅲ型）种植，也可以考虑结缔组织瓣移植。如果与骨增量同期进行，结缔组织瓣通常置于膜和移植材料的表面、接近种植体肩台。如果骨充填材料与膜能够获得充分的轮廓扩增，就不必进行结缔组织移植增量。

牙槽窝形态

拔牙时的牙槽窝形态可能影响种植体的理想植入位置和种植体的初始稳定性。即刻（Ⅰ型）种植通常是对临床医生技术要求很高的外科程序。

在上颌前部，通常遇到根尖处唇侧骨板凹陷。为避免根尖处唇侧骨穿孔，并使种植体获得理想的修复位置，种植窝的骨预备通常需要进入牙槽窝腭侧骨壁（图8，图9）。牙槽窝的形态和腭侧骨壁的致密骨皮质预备，容易引导钻偏向唇侧位置，使种植体错位。导致种植体植入时，有时难以与预备的种植窝啮合。如果种植体的位置不能得到认真的调整，可能损伤种植窝，危及种植体初始稳定性。因此，前上颌位点的即刻（Ⅰ型）种植是要求苛刻的治疗过程，被归类为复杂和高度复杂的治疗程序（Dawson和Chen，2009）。上颌尖牙位点在上颌前牙位点中的技术要求最为苛刻。

下颌前磨牙的牙槽窝形态通常非常适合于即刻（Ⅰ型）种植，而且难度不高。尽管接近颏孔可能影响种植体植入，但是牙槽窝的根尖位置易于确定，并可以此作为导向精确地判断颏孔这一重要解剖结构的位置。上颌前磨牙的牙槽窝形态通常较为复杂，种植体的理想位置位于牙槽窝颊舌侧的中

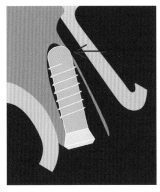

图8　种植体位于前上颌拔牙位点的侧面示意图。种植体轴向正确，但如果按照这个位置预备种植窝，唇侧皮质骨将穿孔。箭头：唇侧皮质骨穿孔的风险

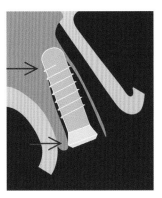

图9　种植体位于前上颌拔牙位点的侧面示意图。该示例中，在牙槽窝腭侧骨壁预备种植窝，允许种植体处于有利于修复的位置，并且没有穿破唇侧皮质骨。也必须预备牙槽嵴的腭侧皮质骨，容纳种植体肩台。上方箭头：在腭侧骨壁预备种植窝。下方箭头：需要预备腭侧骨壁，容纳种植体肩台

点（Fugazzotto，2002）。如果存在两个分开的牙根，种植窝预备常常需要进入狭窄的牙根间隔（图10，图11）。种植体需要与根方骨以及牙槽窝近远中骨壁啮合，获得初始稳定性。

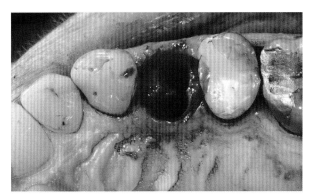

图10　上颌第一前磨牙拔牙位点的术中观，显示牙根间隔

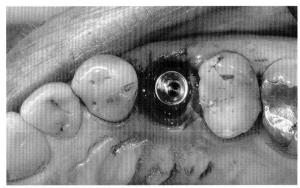

图11　同一位点种植体植入牙槽窝后的术中观，种植体通过与根方骨以及牙槽窝近远中骨壁啮合获得理想的初始稳定性

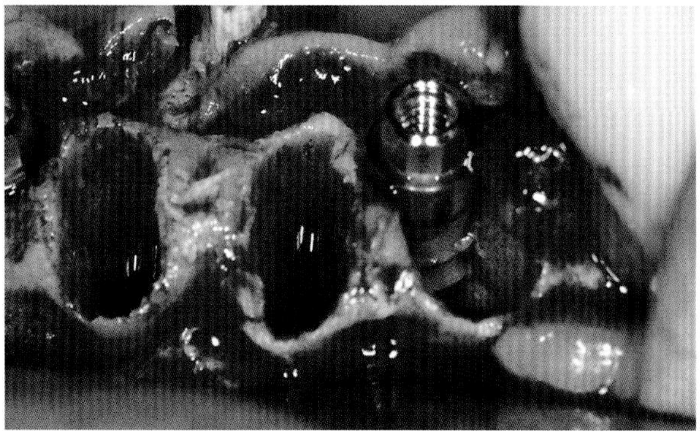

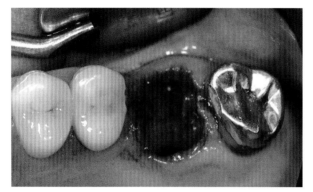

图12　细直径种植体植入下颌侧切牙位点的术中观，注意菲薄的唇侧骨壁和唇侧较宽的骨缺损间隙

图13　磨牙拔牙窝的殆面观，即刻（Ⅰ型）种植，需要在牙根间隔上预备种植窝，使种植体位于牙槽窝的中间

下颌前牙牙槽窝的表现极为复杂。通常，牙槽窝的唇侧和舌侧骨壁菲薄、唇舌向直径较小，增加了骨皮质骨折和穿孔的风险。通常要使用细直径种植体避免这些并发症。但是，由于下颌切牙的唇舌向直径宽于近远中向，常出现较大的种植体周围边缘骨缺损间隙（图12）。此外，在根尖下方的牙槽嵴常出现唇舌向的缩窄。因此，增加了唇侧和舌侧骨皮质穿孔的风险。舌侧骨皮质穿孔可能损伤舌下血管，出现严重的后果。

上颌磨牙，种植体的理想修复位置位于牙槽窝的中央（图13）。已经逐渐形成了便于这些位点种植体植入的几种临床技术，如果存在牙根间隔，所有的技术都是在此预备种植窝（Schwartz-Arad等，2000; Fugazzotto，2006）。上颌窦底可能在牙根窝之间下沉，影响种植体的植入，需要复杂的技术提升上颌窦底（Fugazzotto，2008）。种植体通过与牙根间隔、上颌窦底的骨皮质和舌侧及颊侧骨壁的咬合，获得初始稳定性。经常需要粗直径和／或外展式修复肩台，获得与舌侧和唇侧的骨壁接触。通常不建议直接将种植体植入到上颌磨牙的任何一个牙根窝内，因为种植体肯定会位于不正确的修复位置。

同样，在下颌磨牙种植位点，种植体也应该植入牙槽窝的中央。在第一磨牙位点，通常将种植窝预备在牙根间隔上（在第二磨牙位点，牙根间隔常常缺失）。种植体通过与牙根间隔和位于下颌管上方的根尖区牙槽骨咬合，获得初始稳定性。需要加以小心，避免穿破舌侧骨皮质。如果选择直径合适的种植体，也能与舌侧和颊侧骨壁咬合，增加稳定性。在下颌第一磨牙，如果修复设计许可，可将种植体植入任何一个牙根窝内。应该避免在一个磨牙牙槽窝内植入多颗种植体。

多数拔牙位点进行软组织愈合的早期（Ⅱ型）种植时，通常在牙槽窝的根尖区域有部分骨充填。与即刻（Ⅰ型）种植相比，这将有利于种植床的预备和种植体植入。但是，同样的问题是要正确地预备种植窝、仔细地植入种植体，并且获得初始稳定性需要考虑是单根还是多根牙槽窝。获得部分骨愈合的早期（Ⅲ型）种植，因为拔牙窝内骨充填的增加，种植窝预备通常与已愈合的位点相似。

获得初始稳定性

在正确的三维位置上植入种植体和获得良好的初始稳定性，是拔牙位点种植的两个重要先决条件。在某些条件下，难以获得良好的初始稳定性，例如，囊肿造成的广泛的根尖周骨缺损（图14）或上颌窦底膨胀的上颌后部种植位点。在这些位点，通常要延长愈合期，使拔牙窝和／或根尖周骨缺损发生骨愈合。这种位点易于发生骨改建造成的水平向骨吸收，是牙槽嵴保存技术的指征，推迟一定的时间后再植入种植体（Iasella等，2003）。

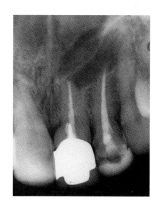

图14　上颌左侧中切牙的较大根端囊肿的放射线影像，累及相邻侧切牙的根尖

不翻瓣技术

最近，建议将不翻瓣的种植体植入作为增强美学效果的治疗选项（Wöhrle，1998; Kan和Rungcharassaeng，2003）。不翻瓣外科是一项"盲"操作技术，需要相当程度的临床经验和技能，以避免不当的并发症风险。在骨量充足的位点（牙槽嵴厚度≥7mm和高度≥12mm），可以考虑由经验丰富的医生进行非引导／导航下的不翻瓣种植。骨量不足时，并发症的风险相应增高。过去5年间，应用计算机引导或导航外科便于实行不翻瓣操作。但是，并发症的风险仍然是一个严肃的问题。一项新近的研究显示，用计算机引导在模型上预备种植窝，大约60％的位点发生骨穿孔。无论医生的经验如何，发生并发症的概率都很高（Van de Velde等，2008）。另一项新的研究显示，在根尖区存在高达4°的角度偏差和2.4mm的线性偏差（Van Assche等，2007）。在临床上，骨组织三维条件受限的位点，不翻瓣技术仍然不够精确。

3.2.3　总结

日常的临床工作中，拔牙后种植体植入时机的4种方案均被医生所采用。选择哪一种方案是基于对每种方案优、缺点和所期望的治疗效果的考量。表1汇总了各自的优缺点。

表1　拔牙后种植体植入4种方案的优、缺点

治疗方案	即刻种植（Ⅰ型）	软组织愈合的早期种植（Ⅱ型）	部分骨愈合的早期种植（Ⅲ型）	延期种植（Ⅳ型）
优点	·只需一次手术 ·与Ⅲ型和Ⅳ型相比，缩短了治疗周期 ·有效地利用牙槽窝植入种植体 ·边缘骨缺损间隙通常为二壁或三壁型，有利于同期骨增量	·与Ⅲ型和Ⅳ型相比，缩短了治疗周期 ·软组织量增加，允许处理以无张力关闭创口 ·软组织量增加，提高了软组织美学效果 ·唇侧骨壁变平，有利于在其外侧移植低替代率的骨充填材料 ·用骨移植进行轮廓扩增，避免了辅助性结缔组织移植 ·边缘骨缺损间隙通常为二壁或三壁型，有利于同期骨增量 ·能够评估与拔除的患牙相关的病变是否消退	·部分骨愈合通常使种植体获得初始稳定性 ·软组织量增加，允许处理以无张力关闭创口 ·软组织量增加，提高了软组织美学效果 ·唇侧骨壁变平，有利于在其外侧移植低替代率的骨充填材料 ·用骨移植进行轮廓扩增，避免了辅助性结缔组织移植 ·能够评估与拔除的患牙相关的病变是否消退	·骨愈合使种植体获得初始稳定性 ·软组织量增加，允许处理以无张力关闭创口 ·能够评估与拔除的患牙相关的病变是否消退

（续表）

治疗方案	即刻种植（Ⅰ型）	软组织愈合的早期种植（Ⅱ型）	部分骨愈合的早期种植（Ⅲ型）	延期种植（Ⅳ型）
缺点	·牙槽窝的形态可能影响种植体的位置；在上颌前部，常常出现唇侧错位 ·牙槽窝的形态可能影响种植体初始稳定性 ·缺乏瓣成形和无张力关闭创口的软组织量；瓣推进将改变膜龈联合的位置 ·美学位点可能需要结缔组织移植 ·难以在唇侧骨壁外侧移植低替代率的骨充填材料 ·龈缘退缩的风险增加，尤其在薄龈生物型患者和／或唇侧骨板裂开时 ·与Ⅱ型和Ⅲ型种植相比，增加了操作的复杂程度	·需要两次手术 ·软组织愈合的多根牙位点，牙槽窝形态可能影响种植体初始稳定性 ·美学位点可能需要结缔组织移植	·需要两次手术 ·与Ⅰ型和Ⅱ型种植相比，延长了治疗周期 ·牙槽窝骨壁不同程度吸收 ·水平向骨吸收增加，种植体植入时的骨量受限 ·水平向骨吸收增加，增加了种植体周一壁型骨缺损的可能性；可能需要分阶段治疗 ·美学位点可能需要结缔组织移植	·需要两次手术 ·与Ⅰ型和Ⅱ型种植相比，延长了治疗周期 ·与Ⅰ型、Ⅱ型和Ⅲ型种植相比，牙槽窝骨壁吸收最为严重 ·水平向骨吸收增加，增加了种植体周一壁型骨缺损的可能性：可能需要分阶段治疗 ·美学位点可能需要结缔组织移植 ·如果计划进行Ⅳ型种植，推荐牙槽嵴保存技术，避免分阶段治疗方案的牙槽嵴增量

3.3   选择治疗方案的建议

S. Chen, D. Buser

3.3.1   一般位点的建议

在患牙需要用种植体支持的修复体替换时，医生要选择拔牙后最为适宜的种植体植入时机。所有的临床病例，都可以考虑前面章节讨论的4种治疗方案中的任何一种。但是，对特定的临床条件，其中的某个方案和其他方案相比，可能有更高的可预期性、更便于外科操作而且并发症的风险最低。表1列举了对每种治疗方案有利和不利的临床条件。这些建议只是为医生提供指导，选择能够提供最高预期、最低风险的方案。经验更丰富的医生乐于接受有多种治疗方案可供选择的建议，能够感到这些建议对选择治疗方案是有益的。但是，最终是医生本人对拔牙后种植体植入时机的建议和患者所期望的治疗效果负有责任。

在美学区，厚龈生物型、唇侧骨壁较厚（≥1mm）的单颗牙位点，可以考虑即刻（Ⅰ型）种植，并且可以获得种植体初始稳定性。应当注意到，即使具备这些有利条件，也可能需要增加其他治疗程序防止黏膜退缩，包括辅助性结缔组织（CT）移植和推进瓣等。如果唇侧骨壁受损，即使是厚龈生物型，也优先选择早期（Ⅱ型和Ⅲ型）种植。如果是薄龈生物型同时伴有菲薄骨板或骨壁受损，即刻（Ⅰ型）种植发生黏膜退缩的风险较大。高位唇线患者的美学风险明显提高。唇侧骨壁缺损相应地提高了美学风险，尤其在缺损范围较大时。对这样的临床条件，应该考虑早期（Ⅱ型和Ⅲ型）种植，而不是即刻（Ⅰ型）种植。介于低和高美学风险的美学区位点，多数病例可以选择早期（Ⅱ型）种植。美学区的连续多颗牙缺失位点，通常不建议即刻（Ⅰ型）种植。

不翻瓣技术的即刻（Ⅰ型）种植，必须进行术前三维放射线影像检查，并且在有利的临床条件时进行，即：厚龈生物型、完整而厚的唇侧骨壁和低美学要求。不翻瓣外科只能由经验丰富的医生来完成。

考虑到以上的临床状况差异很大，为了获得高预期的满意效果和低黏膜退缩风险，是否翻瓣进行即刻（Ⅰ型）种植，最为重要的是选择病例。

在非美学区域，不伴有或伴有微小根尖病变和根尖骨缺损的单根牙位点，最好是骨壁完整的位点，才考虑即刻（Ⅰ型）种植。存在急性炎症和化脓，或初始稳定性受到影响的位点，不应该进行即刻（Ⅰ型）种植。

延期（Ⅳ型）种植是最早的种植方案，在20世纪80年代被认为是治疗标准。因为不能满足拔牙后及时植入种植体的目标，目前很少应用这种方案。此外，牙槽嵴的严重萎缩常常导致需要分阶段的骨增量，增加了治疗时间和并发症风险。但是，某些临床状况，例如生长发育期拔牙，则需要延期（Ⅳ型）种植。建议延期种植者进行牙槽嵴保存治疗，避免后续的分阶段骨增量。尽管医生竭尽努力选择最佳的拔牙后种植体植入时机，但现实是患者经常出于多种个人或健康理由推迟治疗。这样，患者就需要承担牙槽嵴萎缩的风险以及后续分阶段骨增量的可能性增高。

表1　患者的美学风险评估（ERA），显示上颌右侧侧切牙的种植修复为中度美学风险

治疗方案：拔牙后种植体植入时机	有利临床条件	不利临床条件
即刻种植（Ⅰ型）	· 在美学区，低美学风险位点（基于ERA） 　– 厚龈生物型 　– 完整而厚的唇侧骨壁 　– 低位唇线 　– 单颗牙缺隙 · 骨壁完整 · 单根牙位点 · 无感染位点	· 在美学区，高美学风险位点（基于ERA） 　– 薄龈生物型 　– 菲薄的唇侧骨壁（≤1mm） 　– 高位唇线 　– 唇侧骨壁缺损 　– 多颗牙缺隙 · 骨壁缺损 · 多根牙位点 · 局部感染的拔牙位点 · 广泛的根方骨缺损，影响种植体初始稳定性
软组织愈合的早期种植（Ⅱ型）	· 在美学区，介于低到高之间美学风险位点，多数病例可以进行Ⅱ型种植 · 单根牙位点 · 局部感染涉及患牙	· 广泛的根方骨缺损，影响初始稳定性
部分骨愈合的早期种植（Ⅲ型）	· 多根牙位点 · 患牙有局部感染 · 广泛的根尖骨缺损，影响Ⅰ型和Ⅱ型种植的种植体初始稳定性	· 存在广泛的唇侧骨缺损，预计会发生唇侧骨面广泛变平
延期种植（Ⅳ型）	· 生长发育期的患者 · 希望增加骨愈合和骨改建时间的位点，例如：较大的囊肿病损，上颌窦底提升 · 全身和其他相关因素，需要在拔牙后显著推迟治疗时间	· 牙槽窝唇舌向宽度狭窄，延迟4个月后将导致牙槽嵴宽度不足 · 存在广泛的唇侧骨缺损，预计会发生唇侧骨面广泛变平

早期（Ⅱ型）种植的目的是等待软组织愈合，增加软组织量和角化黏膜带的宽度，同期引导骨再生（GBR）治疗进行瓣处理后易于初期创口关闭。因此，多数临床状态下可以实施早期（Ⅱ型）种植，包括美学和非美学位点。存在与拔除患牙相关的局部感染时，采用该方案以便病变消退。多根牙和广泛根方骨缺损的位点，在4～8周的愈合后可能还难以获得种植体的初始稳定性，应该考虑部分骨愈合的早期（Ⅲ型）种植。

与即刻（Ⅰ型）种植相比，早期（Ⅱ型）种植的另一项优势是增加了软组织量，降低了病例选择不当的风险。因此，尽管病例选择仍然是治疗计划的重要方面，但在早期（Ⅱ型）种植其重要性降低。对经验较少的医生而言，这是一个优点，因为该方案的术后和美学风险降到最低。

3.3.2　上颌前部位点的建议

在上颌前部位点，种植治疗不只是提供牙齿的功能恢复，还必须满足患者的美学需求。必须评估一系列因素，包括：拔牙后种植体植入时机，种植位点愈合过程中三维变化的影响，选择的种植体直径（体部直径和修复肩台直径），种植体周围骨缺损的处理和轮廓扩增所需的骨增量。以下将总结Ⅰ型、Ⅱ型和Ⅲ型种植时可能遇到的三维条件和选择某种直径种植体所需的最小唇舌向宽度。

上颌前部的即刻（Ⅰ型）种植，牙槽窝的唇舌向内径决定了应该植入种植体的直径（图1）。牙槽窝的内径至少要比种植体的直径大2mm（即：牙槽窝内径≥（d+2）mm，d是种植体的体部直径）。这将允许种植体在牙槽窝内略偏腭侧的位置，维持唇侧1～2mm的间隙，防止将种植体肩台置于危险带（Buser等，2004）。

尽管预备种植窝腭侧骨壁、增加种植窝的直径是可行的，但在实际操作中，通常因致密的腭侧骨壁难以预备而受到限制。多数病例，粗直径种植体或宽修复肩台种植体，将因为这种限制的存在，造成种植体肩台太偏唇侧。因此，在美学区要绝对避免"直径过大"种植体，例如宽体或宽肩台种植体（Small等，2001）。中切牙和尖牙位点，推荐体部直径大约4mm的种植体。如果该直径的种植体的修复肩台外展到5mm，应该确保腭侧骨壁预备，容纳直径扩大的修复肩台，以使种植体肩台不会太偏唇侧。牙槽窝直径相对较小，例如上颌侧切牙位点，应该选择直径3.5mm的种植体（假如强度不受影响），以满足这种小直径牙槽窝的需求。

软组织愈合的早期（Ⅱ型）种植，由于束状骨吸收，唇侧骨壁轻度变平（Araújo和Lindhe，2005）（图2）。牙槽窝有一点骨充填，但牙槽窝的形态仍然存在。在这个早期愈合阶段，邻近天然牙的骨板外侧的改建极其轻微。在这种临床情况下，靠近相邻两侧天然牙的牙槽嵴唇舌向外径宽度，决定是否可以植入恰当直径的种植体。这个宽度至少要比所选择的种植体直径大2mm。这将允许种植体位于略偏腭侧的位置，而不会进入唇侧危险带（Buser等，2004）。因为此时伴随早期骨改建，腭侧骨壁密度降低，种植窝更易于预备到腭侧骨壁。

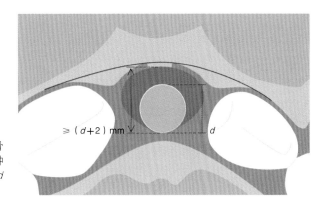

图1 上颌中切牙位点即刻（Ⅰ型）种植殆面观示意图，唇侧骨壁为裂开缺损。牙槽窝的唇舌向内径（双箭头）决定了可植入种植体的直径，至少要比种植体的体部直径（d）大2mm［≥（d+2）mm］

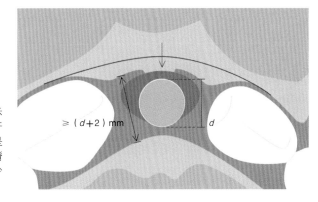

图2 上颌中切牙位点软组织愈合的早期（Ⅱ型）种植殆面观示意图。通常为拔牙后4~8周。唇侧骨壁为裂开缺损，相对拔牙时无变化。拔牙窝中部的唇侧骨壁轻度变平（红色箭头），但是靠近邻牙的牙槽嵴唇舌向外径变化较小。靠近两侧邻牙的牙槽嵴唇舌向外部宽度（双箭头），决定了可植入种植体的直径，至少要比种植体的体部直径大2mm［≥（d+2）mm］

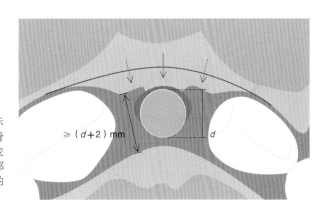

图3 上颌中切牙位点部分骨愈合的早期（Ⅲ型）种植殆面观示意图。通常为拔牙后12~16周。拔牙窝内部分骨充填，由于骨吸收，裂开缺损的边缘"变钝"（虚线箭头）。唇侧骨壁明显变平（红色箭头），骨丧失达到原牙槽嵴宽度的1/3。靠近两侧邻牙的牙槽嵴唇舌向外部宽度（双箭头），决定了可植入种植体的直径，至少要比种植体的体部直径大2mm［≥（d+2）mm］

在中切牙和尖牙位点，推荐直径大约4mm的种植体。如果唇侧中部骨壁完整，种植体植入后的种植体周围骨缺损为三壁型；如果唇侧中部骨壁受损或缺失，种植体植入后的骨缺损为二壁型。这两种解剖学状态均有利于同期GBR的局部骨增量。如上所述，这种临床状态禁忌植入直径过大的种植体，因为种植体肩台将太偏唇侧，损害进行局部骨增量的有利型骨缺损。唇侧中部的骨壁吸收，也有利于唇侧骨壁外侧的骨移植，更便于植入低替代率的骨充填材料。对美学病例，将提供稳定的轮廓扩增，提高美学效果。在某些情况下，移植结缔组织获得辅助性增量。

部分骨愈合的早期（Ⅲ型）种植，愈合期延长至3~4个月，牙槽窝内通常发生良好的骨充填。但是，唇侧骨改建导致明显变平和已愈合牙槽窝唇舌向外径的损失。这种吸收，对原来就存在唇侧牙槽窝骨壁裂开缺损的病例更加严重。唇侧骨改建也将造成裂开缺损的骨边缘"变钝"，导致邻近天然牙的牙槽嵴唇舌向外径减小（图3）。邻近两侧天然牙的牙槽嵴唇舌向外部宽度（双箭头），决定了可植入种植体的直径，并且至少要比种植体直径大2mm［≥（$d+2$）mm］。骨改建将减小唇舌向外径，种植体植入后，其唇侧骨壁厚度可能小于1mm。为了加厚唇侧骨壁，并从美学角度获得轮廓扩增，应该在骨壁唇侧移植低替代率的骨充填材料。如果存在唇侧骨裂开和剩余的种植体周围骨壁少于两壁，同期骨增量的可预期性较低，推荐分阶段的骨增量治疗程序。

4 基于各种种植方案的
临床病例报告

即刻（Ⅰ型）种植

4.1 上颌右侧中切牙位点的即刻种植

J. R. Beagle

30岁女性患者，转诊咨询上颌右侧中切牙的治疗。初诊时患者主要是询问"为什么我的牙是粉红色？"。临床检查后确认，上颌右侧中切牙曾有外伤史，因内吸收临床牙冠明显呈粉红色（图1）。

放射线检查确认了初步诊断，显示累及临床牙冠中部和远中的大型透射区（图2）。

确认患牙不能修复，为拔牙指征。中线处存在牙间隙，患者希望继续将其保留，提出用牙种植体替代患牙的治疗计划。患者全身和口腔健康状况，包括牙周和咬合分析显示适合进行种植手术和修复。尽管患者表现为高位唇线和薄龈生物型，仍然建议采取即刻（Ⅰ型）种植和常规负荷方案，缩短缺牙时间。

根据临床和放射线检查所见，结合患者的治疗期望，形成美学风险评估表，概括为中度至高度美学风险（表1）。

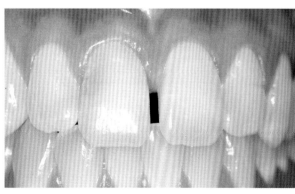

图1　30岁高加索女性患者，上颌右侧中切牙患牙内吸收，表现为高弧线形和薄龈生物型

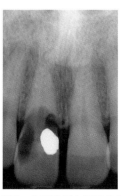

图2　上颌双侧中切牙的根尖放射线片，显示右侧中切牙吸收性缺损

表1　患者的美学风险评估表，总结为中度美学风险

美学风险因素	低	中	高
健康状态	健康，免疫功能正常		免疫功能低下
吸烟习惯	不吸烟	少量吸烟 （＜10支／天）	大量吸烟 （＞10支／天）
患者的美学期望值	低	中	高
唇线	低位	中位	高位
牙龈生物型	低弧线形， 厚龈生物型	中弧线形， 中厚龈生物型	高弧线形， 薄龈生物型
牙冠形态	方圆形		尖圆形
位点感染情况	无	慢性	急性
邻面牙槽嵴高度	到接触点≤5mm	到接触点5.5～6.5mm	到接触点≥7mm
邻牙修复状态	无修复体		有修复体
缺牙间隙的宽度	单颗牙（≥7mm）	单颗牙（＜7mm）	两颗牙或两颗牙以上
软组织解剖	软组织完整		软组织缺损
牙槽嵴解剖	无骨缺损	水平向骨缺损	垂直向骨缺损

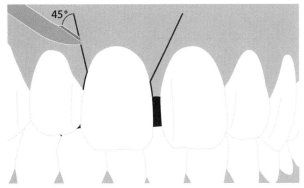

图3 切口的唇侧观。注意，在垂直松弛切口，刀片与唇侧软组织成45°角

牙种植手术之前，将诊断性研究模型上殆架，制作外科模板。按照Beagle（2006）描述的方法进行上颌右侧中切牙即刻种植手术（图3～图8）。

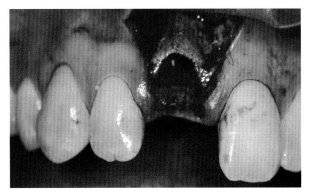

图4 切口的唇侧观

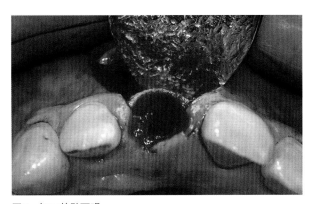

图5 切口的殆面观

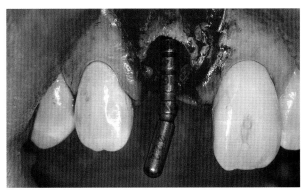

图6 2.2mm麻花钻预备后的唇侧观

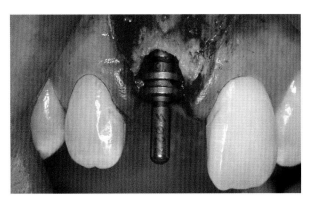

图7 2.8mm麻花钻预备后的唇侧观

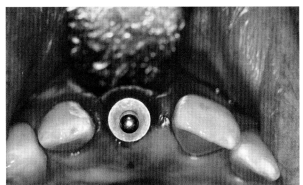

图8 2.8mm麻花钻预备后的殆面观

应用Straumann锥形柱状种植体（体部直径3.3mm、长度12mm、常规颈修复肩台4.8mm）（图9~图11），获得极好的初始稳定性。

水平向骨缺损和唇侧菲薄骨壁，用自体骨和可吸收胶原膜进行移植（图12，图13）。

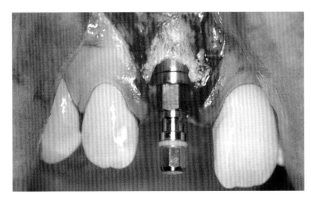

图9 植入的种植体，仍然带有携带体，显示正确的近远中向和冠根向位置

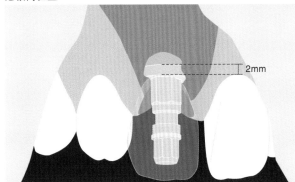

图10 用种植修复体的未来龈缘确定种植体肩台位于理想的冠根向位置

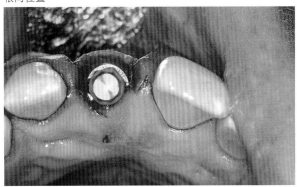

图11 带有携带体的种植体殆面观，显示正确的唇舌向位置

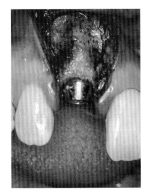

图12 安放带斜面愈合帽的种植体唇侧观

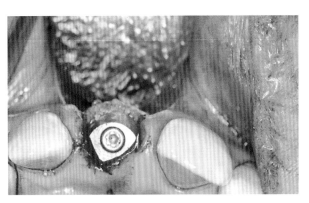

图13 在唇侧水平向骨缺损间隙进行自体骨移植的殆面观

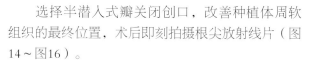

选择半潜入式瓣关闭创口，改善种植体周软组织的最终位置，术后即刻拍摄根尖放射线片（图14～图16）。

种植体植入10周之后，切除少量牙龈，获得暴露带斜面愈合帽的通道（图17，图18）。

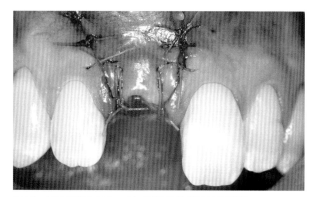

图14　用5.0薇乔（Vicryl）缝线关闭创口的唇侧观

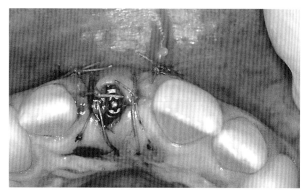

图15　用半潜入关闭技术关闭创口的殆面观

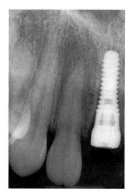

图16　术后即刻拍摄的根尖放射线片

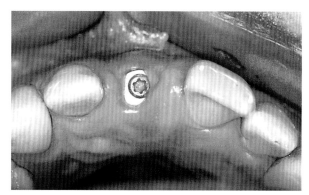

图17　愈合10周后种植位点的殆面观

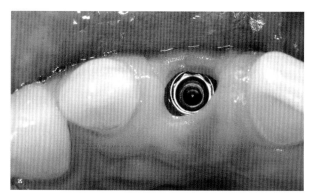

图18　少量龈切除后取下愈合帽

将临时修复体八角基台安放于种植体上（图19，图20），按照Higginbottom（2004）等描述的方法制作自凝丙烯酸树脂临时修复体、用八角替代体形成其边缘（图21和图22a，b）。

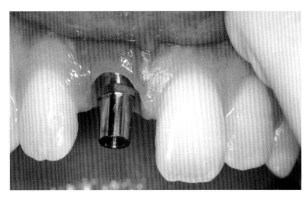

图19　安放临时修复体八角基台

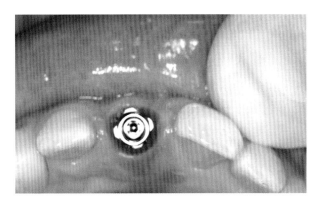

图20　临时修复体八角基台的骀面观

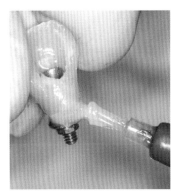

图21　螺丝固位聚丙烯临时修复体的边缘成形

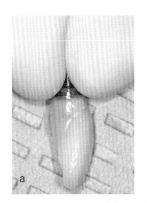 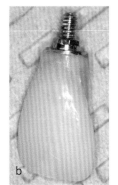

图22a，b　用丙烯酸临时修复体获得的穿龈轮廓

取终印模之前，临时修复体周围的种植体周围软组织有4周的成熟时间（图23～图25）。

取终印模时，在种植体上安放螺丝固位的八角印模帽，并采用开窗式印模技术（图26，图27）。

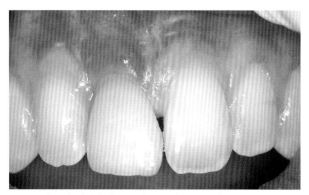

图23　戴入临时修复体。注意，初步关闭了中线处牙间隙，导致牙冠的形态在近远中向过大

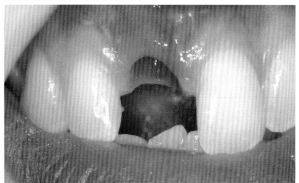

图24　唇侧观，用丙烯酸树脂临时修复体进行组织重塑后的软组织轮廓

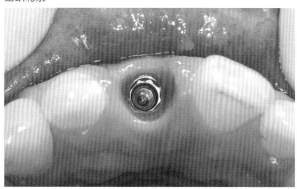

图25　殆面观，用丙烯酸树脂临时修复体进行组织重塑后的种植体龈沟

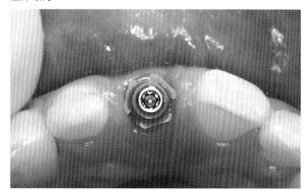

图26　螺丝固位八角印模帽的殆面观

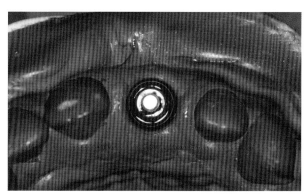

图27　终印模

将替代体与印模帽连接之后，灌制工作模型，从而复制种植体的三维位置。然后，在工作模型上，应用抗旋转的八角金基底在1.5mm高的八角基台上制作螺丝固位的修复体铸造基底（图29）。

手动拧紧基台，用SCS殆向螺丝将修复体铸造基底安放在种植体上，用闭合式托盘制取第二个终印模，以确认种植体周围软组织轮廓（图28～图32）。

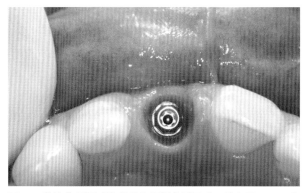

图28　种植体周围成熟的龈沟组织的殆面观，戴入了1.5mm高的八角基台

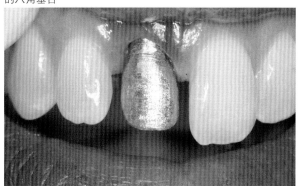

图29　铸造的金基底唇侧观

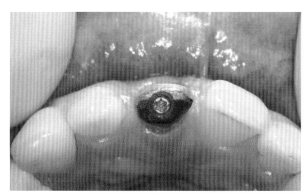

图30　铸造的金基底殆面观

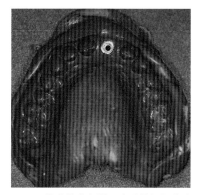

图31　铸造基底印模，确认软组织轮廓

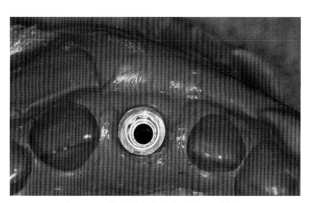

图32　近距离观，用铸造基底印模确认软组织轮廓

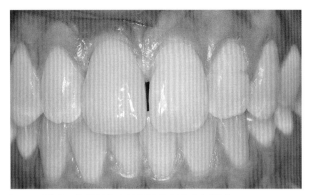

图33　手术4个月后戴入的最终修复体的唇侧观

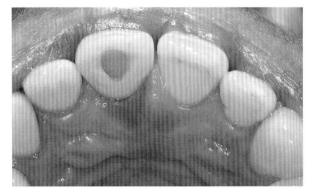

图34　最终螺丝固位修复体的殆面观

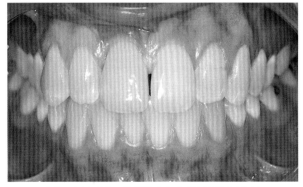

图35　手术4个月后戴入的最终修复体的唇侧远距离观

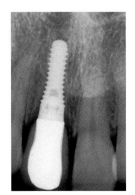

图36　手术4个月后戴入的最终修复体的根尖放射线片

在技工室，用这个精确的工作模型完成烤瓷。将1.5mm高八角基台拧紧至35N·cm，戴入最终修复体，检查边缘密合性、咬合、邻面接触以及穿龈轮廓（图33）。

然后，进行瓷面的最终抛光，将SCS殆面螺丝拧紧至15N·cm。螺丝通道内放置棉球后用光固化树脂封闭（图34）。

拍摄根尖放射线片，建立检查边缘骨高度的初始资料。每隔6个月复诊，由牙科保健医生进行口腔维护（图35，图36）。

1年后随访时临床和放射线检查显示，非常稳定的种植体周围软组织和理想的牙槽嵴高度，临床效果极佳（图37a，b）。

致谢

修复程序

Dr. Richard Stuart – Private Practice, Indianapolis, Indiana, USA

技工室程序

Michael Hahn – Boca Raton, Florida, USA

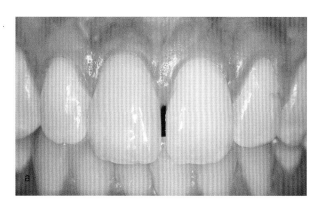

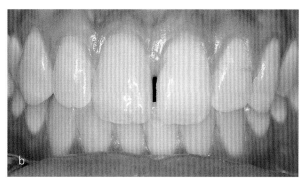

图37a，b　Straumann锥形柱状种植体即刻种植、冠上修复1年后的近距离和远距离唇侧观。注意，成熟的种植体周围软组织

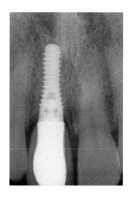

图38　上颌右侧中切牙种植修复1年后的根尖放射线片。注意，邻面牙槽嵴高度无变化

4.2 上颌左侧中切牙位点的即刻种植

S. Chen, A. J. Dickinson

33岁女性患者，上颌左侧中切牙牙髓治疗失败后，需要拔除。患者青少年时牙外伤，并经历了包括两次根尖切除术在内的多次牙髓治疗。患者健康状况良好，不吸烟。临床检查显示为高位唇线，大笑时暴露上颌双侧第一磨牙之间的牙龈，但两颗中切牙区则只露出龈缘。

检查确认上颌左侧中切牙松动，过度萌出1mm（图1）。

上颌左侧中切牙唇侧中央探诊深度8mm，唇侧牙龈肿胀、退缩2mm，两侧的牙龈乳头完整。患者的组织生物型为中厚龈生物型，角化黏膜带较宽。中切牙形态为方圆形，但上颌前牙明显患有釉质发育不全。牙髓手术造成的黏膜瘢痕显而易见，存在弥漫性黏膜银汞合金着色。

放射线检查可见：牙根变短、粗大的根管充填和根尖银汞合金封闭（图2）；根尖周存在透射区；邻牙牙槽嵴完整，至接触点的距离在近中和远中均为5mm。为患者做出美学风险评估（ERA，表1）。患者的唇线、高美学要求和软硬组织缺损，使左侧中切牙的种植修复为中度至高度美学风险。此外，釉质发育不全增加了对获得满意美学效果的技术要求。

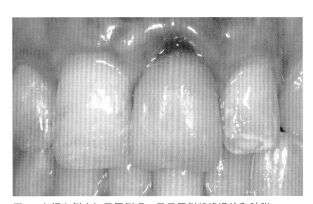

图1 上颌左侧中切牙唇侧观，显示唇侧龈缘退缩和肿胀

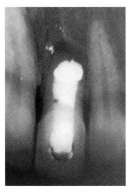

图2 上颌左侧中切牙的根尖放射线片，显示牙根变短、根尖银汞封闭、根尖周透射区，根尖周透射区的根方有充足的牙槽嵴高度

表1　患者的美学风险评估（ERA）表，显示上颌左侧中切牙的种植修复为中度至高度美学风险

美学风险因素	低	中	高
健康状态	健康，免疫功能正常		免疫功能低下
吸烟习惯	不吸烟	少量吸烟 （<10支／天）	大量吸烟 （>10支／天）
患者的美学期望值	低	中	高
唇线	低位	中位	高位
牙龈生物型	低弧线形， 厚龈生物型	中弧线形， 中厚龈生物型	高弧线形， 薄龈生物型
牙冠形态	方圆形		尖圆形
位点感染情况	无	慢性	急性
邻面牙槽嵴高度	到接触点≤5mm	到接触点5.5～6.5mm	到接触点≥7mm
邻牙修复状态	无修复体		有修复体
缺牙间隙的宽度	单颗牙（≥7mm）	单颗牙（<7mm）	两颗牙或两颗牙以上
软组织解剖	软组织完整		软组织缺损
牙槽嵴解剖	无骨缺损	水平向骨缺损	垂直向骨缺损

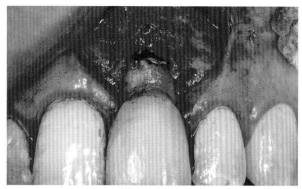

图3　上颌左侧中切牙位点翻瓣后的唇侧观，瓣的设计未累及龈乳头

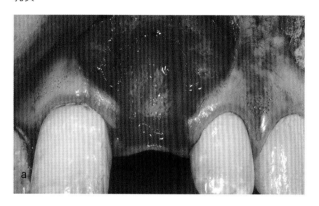

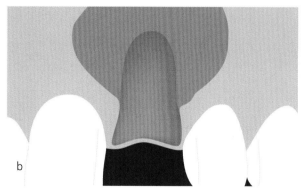

图4a，b　上颌左侧中切牙拔除后的唇侧观，显示唇侧骨壁缺损

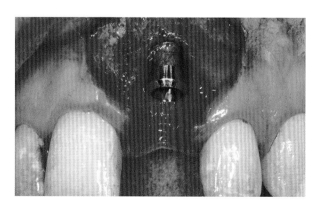

图5　上颌左侧中切牙位点植入种植体之后，种植体肩台位于剩余牙槽窝骨壁内

与患者讨论之后，制订治疗计划，包括拔除上颌左侧中切牙和牙槽窝内即刻（Ⅰ型）种植。预计需要进行硬组织和软组织增量。由于黏膜银汞合金着色和患者笑时将其暴露的风险，只建议有限地推进唇侧瓣。由此，选择半潜入式愈合方案。根尖区骨缺损增加了种植体难以获得理想初始稳定性的风险。进一步的预测是缺损至少剩余两个完整的骨壁，将允许种植体植入同期骨增量。但是，实际情况只有在术中才能确定。因此，与患者讨论了分阶段进行骨增量和种植体植入的应急计划。虽然解剖风险较低，但是美学并发症风险却很高。所以，按照SAC分类，所提出的即刻（Ⅰ型）种植方案被归类于高度复杂的治疗程序。

局麻下唇侧翻瓣，暴露牙根和周围骨组织。瓣的设计未累及近中和远中龈乳头（图3）。在近中、远中和腭侧做沟内切口。仔细拔除患牙之后，发现明显的骨缺损（图4）。

在牙槽窝嵴部存在较宽的裂开骨缺损。用手动器械清理牙槽窝，去除残留软组织。位点预备之后，植入TPS表面的Straumann标准美学种植体（体部直径4.1mm、长度12mm、常规颈修复肩台4.8mm）。要仔细处理，确保种植体肩台位于剩余的牙槽窝骨壁内（图5）。

种植体周围缺损还剩余两个骨壁，允许进行同期骨增量。位点处移植去蛋白牛骨基质（Bio-Oss，Geistlich），骨缺损的充填达到种植体肩台处（图6）。修剪可吸收性胶原膜（Bio-Gide，Geistlich），覆盖骨移植材料和周围骨面（图7）。然后，从腭部切取结缔组织瓣，置于膜表面并接近种植体颈部（图8）。通过固定于腭侧黏膜的悬吊缝合，稳定结缔组织瓣。松弛唇侧瓣基底的骨膜，将瓣向冠方推进，使种植体周围组织半潜入式愈合（图9）。嘱患者氯己定（0.2%）含漱2周，每天2次；术区不要刷牙；口服抗生素（阿莫西林500mg，7天，每天2次）。2周之后，患者开始刷牙清洁种植体愈合帽和邻牙。愈合过程无异常，6个月后种植体完成骨结合，种植体周围黏膜健康（图10）。

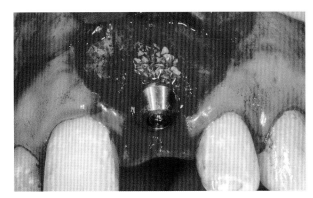

图6 去蛋白牛骨基质移植后的种植位点

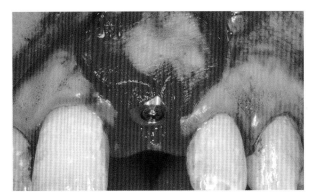

图7 覆盖可吸收性胶原膜后的种植位点

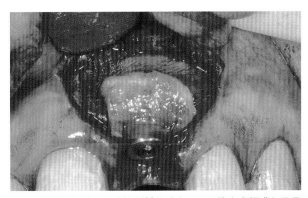

图8 结缔组织瓣置于移植材料和膜表面，围绕愈合帽进行悬吊固定

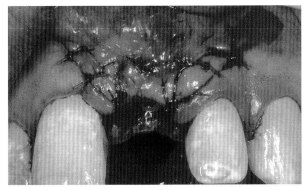

图9 种植位点缝合之后，将瓣推进使种植体周围组织半潜入式愈合

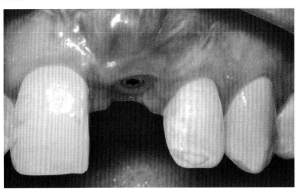

图10 愈合6个月之后，种植体周围软组织健康

种植体上戴入螺丝固位的临时修复体。为了获得与相邻中切牙对称的形态，数次调改、塑形临时修复体的轮廓。最后，种植体用螺丝固位的金属烤瓷冠修复。术后12个月复诊（图11），以后每年随访，进行种植体维护与监测。在4年随访时，种植体周围软组织健康、骨组织稳定（图12～图14）。

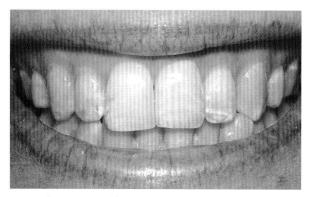

图11　术后12个月微笑时的正面像，显露种植修复体。当患者微笑时，银汞合金着色不明显

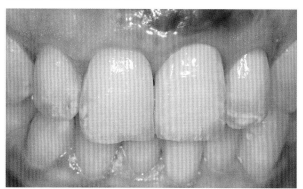

图12　术后4年种植修复体的口内唇侧观

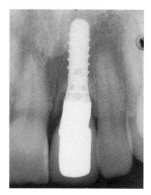

图13　术后4年种植修复体的根尖放射线片

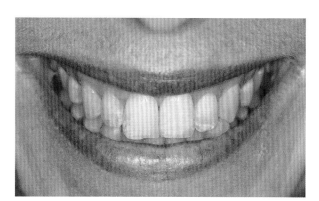

图14　术后4年微笑时的正面像

S. Chen, A. J. Dickinson

术后8年随访，软组织和硬组织的各项参数稳定，维持了理想的美学效果（图15，图16）。

致谢

技工室程序

John Lucas – Melbourne, Australia

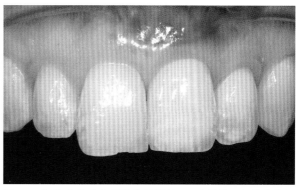

图15 术后8年种植修复体的唇侧观，一直维持了极佳的软组织健康和稳定

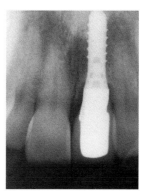

图16 术后8年种植修复体的根尖放射线片，一直维持了稳定的周围骨组织

4.3 上颌左侧中切牙位点的不翻瓣即刻种植

S. Chen

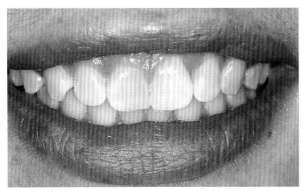

图1 中度微笑，显露上颌前牙的龈缘，可见两颗上颌中切牙的龈缘高度存在差异

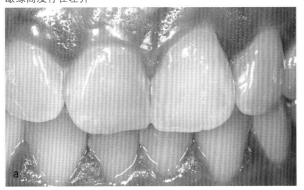

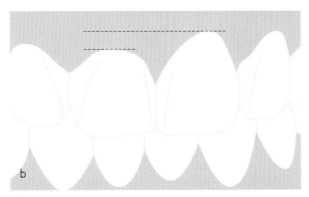

图2a，b 上颌前牙口内唇侧观，上颌左侧中切牙龈缘退缩，右侧中切牙临床牙冠较短并呈方圆形

29岁女性患者，就诊要求为用种植体支持的修复体替代上颌左侧中切牙。以往12个月中，患牙间歇性发病。大约15年前该牙外伤，为了能够将其保留，进行了包括根尖切除术在内的几次牙髓治疗。

患者健康，不吸烟。对治疗后的美学效果和龈缘退缩风险，有理性的期望。中等程度微笑时，可见上颌牙龈缘，龈缘暴露3～4mm（图1）。在正常说话和微笑时，可以观察到上颌左侧中切牙的龈缘退缩和两颗上颌中切牙龈缘高度的差异。

临床检查显示，上颌左侧中切牙探诊深度正常、牙龈健康（图2）。

与上颌右侧中切牙相比，左侧中切牙龈缘退缩2mm。在以前根尖手术的部位可见黏膜瘢痕。患牙两侧的龈乳头完整。患者的生物型为中厚龈生物型，角化黏膜带较宽，右侧中切牙为方圆形。邻牙未曾修复，剩余牙列健康。

表1　患者的美学风险评估（ERA）表，显示上颌左侧中切牙的种植修复为中度至高度美学风险

美学风险因素	低	中	高
健康状态	健康，免疫功能正常		免疫功能低下
吸烟习惯	不吸烟	少量吸烟（<10支／天）	大量吸烟（>10支／天）
患者的美学期望值	低	中	高
唇线	低位	中位	高位
牙龈生物型	低弧线形，厚龈生物型	中弧线形，中厚龈生物型	高弧线形，薄龈生物型
牙冠形态	方圆形		尖圆形
位点感染情况	无	慢性	急性
邻面牙槽嵴高度	到接触点≤5mm	到接触点5.5～6.5mm	到接触点≥7mm
邻牙修复状态	无修复体		有修复体
缺牙间隙的宽度	单颗牙（≥7mm）	单颗牙（<7mm）	两颗牙或两颗牙以上
软组织解剖	软组织完整		软组织缺损
牙槽嵴解剖	无骨缺损	水平向骨缺损	垂直向骨缺损

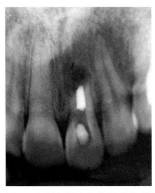

图3　上颌左侧中切牙的术前根尖放射线片，牙齿曾做过牙髓治疗和根尖切除术

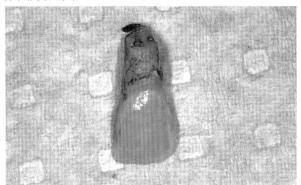

图4　患牙拔除后的照片

放射线检查可见，牙根较短、有较大的根尖周透射影（图3）。

邻牙的邻面牙槽嵴高度正常，至接触点的距离在近中和远中大约均为4mm。

为患者做出美学风险评估（ERA，表1）。患者为高位唇线、术前存在龈缘退缩和骨缺损。因此，上颌左侧中切牙的种植修复为中度至高度美学风险。治疗计划是拔除患牙、评估牙槽窝；然后，根据唇侧骨壁的状态，决定是否进行即刻种植体植入或推迟到牙槽窝发生初步愈合后植入种植体。也提出右侧中切牙的冠延长计划，为该牙提供更加漂亮的长宽比例，并补偿左侧中切牙术前存在的龈缘退缩。

预计拔牙时即刻（Ⅰ型）种植，可能需要辅助性硬组织和软组织移植程序。尽管这些程序的解剖风险较低，但是依然有显著的美学并发症风险。按照SAC分类，即刻种植治疗程序的难度至少是复杂至高度复杂类。备选方案是拔除患牙，允许初步的软组织愈合。然后，按照早期（Ⅱ型）种植方案植入种植体。这种方案增加了软组织量，便于瓣的处理，以期获得软组织美学效果。但是，仍然需要辅助性硬组织和／或软组织增量。根据SAC分类，该治疗程序的难度至少是复杂类。充分告知患者这些可能的治疗方案，并获得患者同意。

在局麻下做环牙周的沟内切口。在对骨和软组织尽可能微创下，用精细的牙挺和牙钳仔细地拔除患牙（图4）。

用手动器械彻底清理牙槽窝，去除根尖病变组织和残余软组织。牙槽窝检查发现，除根尖部唇侧骨壁穿孔外，牙槽窝几乎是完整的。穿孔的直径为4～5mm，穿孔位置邻近术前放射线片所见到的根尖病变处。在牙颈部的位置，唇侧骨壁显示理想的厚度。

此时，决定不翻瓣即刻植入种植体。用皮下注射针头穿刺黏膜，探查唇侧与腭侧骨板外壁，用触觉获得牙槽嵴外径。在邻近根方的穿孔处探查到唇侧骨壁的凹陷。预备种植窝，其根方的1/2位于牙槽窝的腭侧骨壁。很小心地植入种植体，远离唇侧穿孔和凹陷的牙槽嵴。预备腭侧牙槽嵴顶，使种植体肩台就位于牙槽窝偏腭侧的位置，并且使最终修复体的螺丝通道位于切缘的腭侧。将SLA表面Straumann标准美学种植体（体部直径4.1mm、长度10mm、常规颈修复肩台4.8mm）植入种植窝（图5）。

种植体肩台位于唇侧龈缘中点根方2mm处（图6）。

安放2mm高的愈合帽，确认种植体肩台与软组织边缘的关系处于理想位置（图7）。通过龈缘切除术，相邻的右侧中切牙的临床冠延长了2mm。骨探查显示，牙槽嵴冠方有5mm深的龈袋。所以，冠延长时不需要翻瓣和去骨。

不需要缝合。调改局部过渡义齿，避免与种植位点的软组织和种植体接触。

嘱患者在愈合帽上涂2%氯己定凝胶，1周内不要刷牙。1周之后，让患者用软毛牙刷轻轻地清洁种植体顶端。

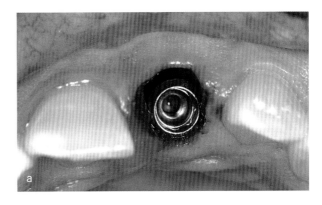

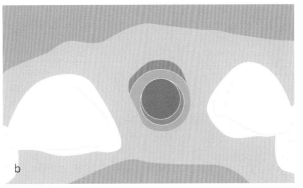

图5a，b　上颌左侧中切牙位点种植体植入后的𬌗面观，不翻瓣下植入种植体。注意，种植体肩台的腭侧位置。存在根方穿孔，但嵴顶处的骨壁完整

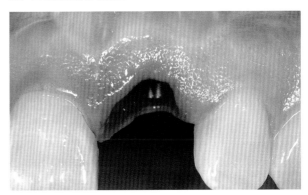

图6　上颌左侧中切牙位点种植体植入后的唇侧观

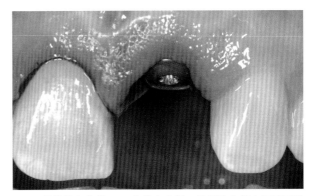

图7　种植体上安放2mm高的愈合帽，相邻的右侧中切牙冠延长2mm

术后2周复诊，黏膜完全愈合并且健康（图8，图9）。

手术8周之后，患者转回他原来的牙医。其牙医将为他进行最终修复。此时的放射线片显示理想的骨组织状态（图10，图11）。

术后5个月复诊。种植体用螺丝固位的金属烤瓷冠修复（图12）。龈缘高度对称，龈乳头成形良好并充满楔状隙，获得了与前上颌牙列协调和美学的种植修复（图13）。因为此时患者妊娠，没有拍摄放射线片进行对照分析。

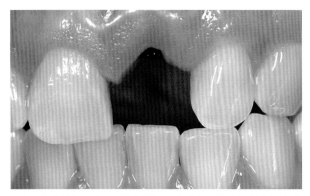

图8　愈合2周之后，上颌左侧种植位点和相邻的天然右侧中切牙周围黏膜状态极佳

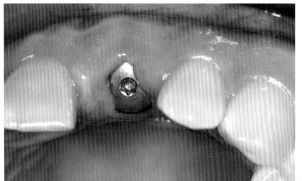

图9　种植体植入2周后的𬌗面观。注意，唇侧中部的黏膜轻度变平

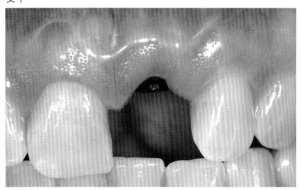

图10　上颌左侧中切牙位点愈合8周后的口内唇侧观，软组织完全愈合

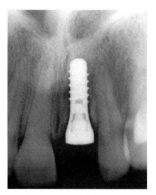

图11　种植体植入8周后的根尖放射线片

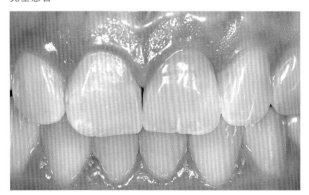

图12　种植体用螺丝固位的金属烤瓷冠修复后的口内唇侧观

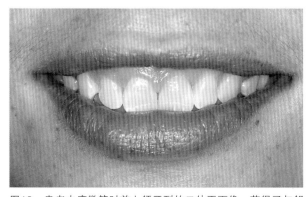

图13　患者中度微笑时前上颌牙列的口外正面像，获得了与邻牙良好的软组织对称性，种植修复体与牙列交融协调

手术3年之后，种植位点处稳定的龈缘和骨组织状态（图14，图15）。可见上颌左侧中切牙位点的种植修复体和相邻的右侧中切牙之间的切缘高度存在差异。

种植体植入5年后随访（图16～图18）。种植体周软组织稳定，支持性骨组织稳定。

值得注意的是，上颌左侧中切牙位点的种植修复体和相邻的右侧中切牙之间的切缘高度差异，最有可能是龄面不断发育的结果。

致谢

修复程序

Dr. Simon Wylie － Melbourne, Australia

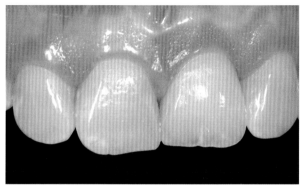

图14 上颌左侧中切牙手术3年后的口内唇侧观，牙龈健康、形态稳定。注意，天然右侧中切牙与左侧中切牙位点的种植修复体之间存在1mm的切缘高度差异

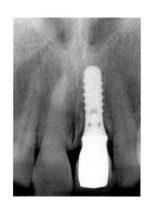

图15 手术3年后的根尖放射线片，证实骨边缘稳定

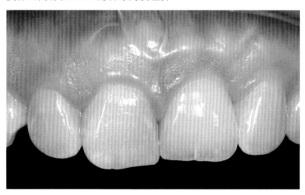

图16 种植体植入5年后种植修复体的口内唇侧观

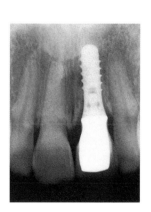

图17 种植体植入5年后随访时的放射线片

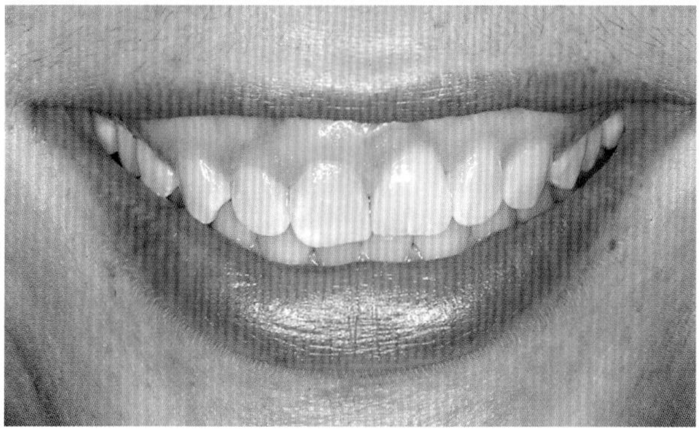

图18 种植体植入5年后微笑时的口外正面像

4.4 下颌左侧第一磨牙位点的即刻种植

R. Cornelini

32岁女性患者，健康状况良好、不吸烟，下颌左侧第一磨牙患有大面积龋。

患牙的牙周探诊深度为1～2mm。认为该牙不能保留，有如下3个理由：

- 龋病位于根分叉水平，可能导致牙折。
- 几乎整个牙冠缺失，牙齿助萌会导致不利的冠根比例。
- 冠延长保存患牙，将导致根分叉暴露。

基于这些考量，征得患者同意，计划拔除患牙、即刻（Ⅰ型）种植。因为即刻种植最大限度地降低了拔牙与戴入最终修复体之间的间隔时间，显然有利于患者。此外，减少了患者的痛苦。

即刻（Ⅰ型）种植的一个必备条件是，存在获得骨结合所需要的初始稳定性的基底骨组织。这是一个很难处理的问题，因为下颌第一磨牙位点存在下牙槽神经。但是，由于本病例的牙根萌出，在垂直向存在充足的基底骨量。

继颊侧沟内切口之后，做2个垂直向松弛切口，翻全厚瓣。

用钨钢钻分开2个牙根，以利于拔除患牙和防止根折。牙根分开之后，去除牙根间隔，便于拔除牙根和易于预备种植窝（在种植窝预备过程中，牙根间隔存在，可能使钻偏向近中或远中）。如果即刻（Ⅰ型）种植，很重要的是维持牙槽窝的完整性，避免引导骨再生（GBR）程序。

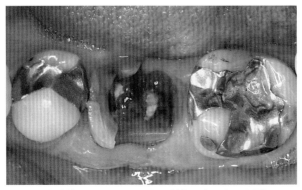

图1 初诊时的𬌗面观，显示下颌左侧第一磨牙大面积龋坏

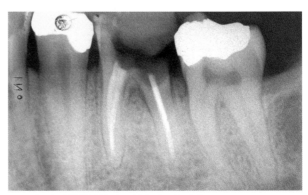

图2 初诊时的放射线片，龋病累及根分歧

然后，使用牙周刀，在牙槽窝的近中（近中根）和远中（远中根）适当施力，取出两个牙根。用外科挖匙去除牙槽窝的肉芽组织。

拔除患牙之后，用0.12%的氯己定溶液进行局部消毒。

种植位点预备之后，植入1颗Straumann锥形柱状种植体（体部直径4.8mm、长度12mm、宽颈修复肩台6.5mm）。

使用宽直径种植体的根本原因与许多学者的结论一致，他们证实减小骨和种植体表面的间隙能够提高骨结合。种植体正好位于牙槽窝中央，骨和种植体之间的间隙为1～3mm。当间隙＞2mm时，许多学者提倡覆盖屏障膜、保护骨缺损区（Brunel等，1998; Akimoto等，1999; Stentz等，1997）。

使用屏障膜的根本原因是屏障膜具有维持种植体周围间隙的作用，有利于血凝块的形成、固位和稳定。此外，屏障膜能够防止结缔组织陷入种植体周围的缺损，提高骨再生的可能性。

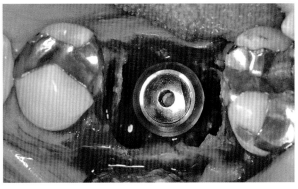

图3 即刻（Ⅰ型）植入的锥形柱状种植体，处于中心位置

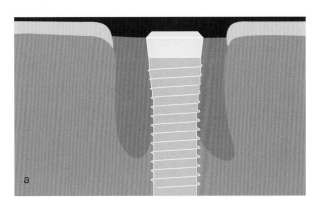

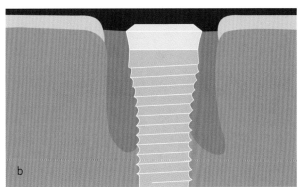

图4a，b 宽直径种植体减小了骨和种植体之间的间隙，提高骨结合

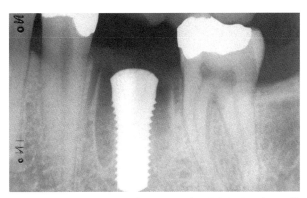

图5 种植体植入后的即刻放射线片，种植体肩台水平位于牙槽嵴顶的位置

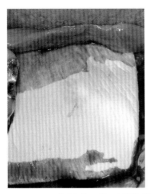

图6　可吸收性膜覆盖于骨缺损表面

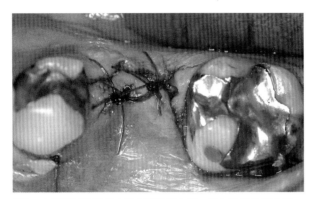

图7　在颊侧瓣的根尖水平切断骨膜之后，冠向移位并缝合瓣

众所周知，在愈合过程中因为膜的降解和挺度丧失，可能塌陷进入缺损，进而减少愈合期可获得的骨量。在本病例，没有必要充填材料，因为是没有任何骨壁裂开的四壁型骨缺损。因此，只是在骨缺损表面覆盖可吸收性膜（Bio-Gide，Geistlich）。

切断颊侧瓣根尖水平的骨膜，使瓣向冠方移动。缝合之前，去除颊侧和舌侧龈缘的上皮。然后瓣向舌侧移位，形成颊侧与舌侧龈缘的接触。要特别加以注意，避免可以导致软组织裂开的任何颊侧瓣张力。通过水平褥式缝合与间断缝合，获得初期创口关闭。

即刻（Ⅰ型）种植，有两种不同的方法：潜入式和非潜入式。前一种方法，用瓣覆盖种植体，需要二期手术暴露种植体肩台以完成后续的治疗程序。而非潜入式方法，种植体上安放愈合帽，沿其周围缝合瓣，保护遗留的骨缺损区。

本病例采取了潜入式方法，原因是舌侧瓣难以冠向移动以实现创口的初期关闭、保护遗留的骨缺损和防止膜的早期暴露。术后嘱患者口服抗生素（青霉素V，1g，每日2次）。此外，用0.12%氯己定溶液含漱，每日2次，直到拆线（2周）为止。继续使用氯己定喷雾剂2周。术后4周复诊时，嘱患者适度刷牙清洁种植位点。每隔4周复诊，进行维护，直到戴入修复体。3个月后软组织完全愈合。

4个月之后，进行二期手术。做牙槽嵴正中切口，在颊侧和舌侧均翻全厚瓣。

种植体周围未见骨缺损残留。种植体光滑颈部周围可见1.5mm的垂直向骨吸收，颊侧和舌侧2mm的水平向骨吸收。

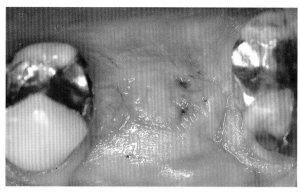

图8　4个月后的软组织愈合

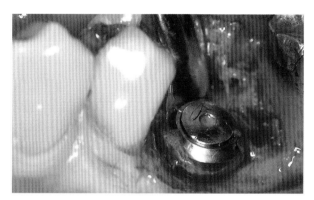

图9　4个月后的骨愈合

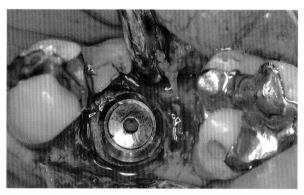

图10　殆面观，骨缺损完全愈合

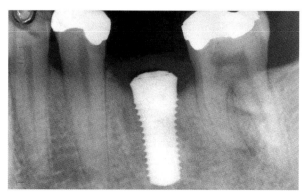

图11　4个月后的骨愈合

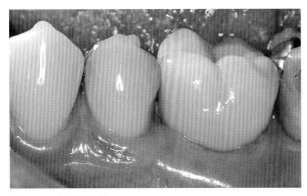

图12　12个月后随访

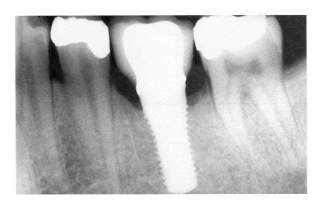

图13　戴入最终修复体12个月后的放射线片

安放愈合帽，缝合瓣。二期手术1个月之后，制取印模。3个月后戴入最终修复体。

致谢

技工室程序

Smile Art – Santarcangelo di Romangna,Italy

4.5　上颌右侧第二前磨牙位点的不翻瓣即刻种植

M. Roccuzzo

22岁女性患者，少量吸烟，曾做过牙髓治疗的上颌右侧第二前磨牙折断，于2007年1月来诊所就诊。牙折的原因是严重龋坏。

根尖放射线片显示，牙体组织的广泛缺失。

健康的牙本质量已经难以满足常规冠修复的基牙预备，因为广泛的龋坏以及折断线侵及牙槽骨内（图3）。

因此，为患者提供如下治疗方案：

· 拔除上颌右侧第二前磨牙，用常规的牙支持冠桥修复体关闭间隙。
· 正畸助萌上颌右侧第二前磨牙，然后用粘接固位的常规单冠修复。
· 拔除上颌右侧第二前磨牙，种植修复。

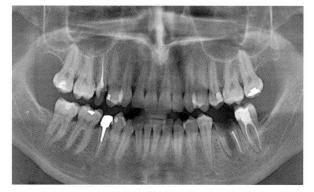

图1　患者于2007年1月首诊时拍摄的曲面体层放射线片

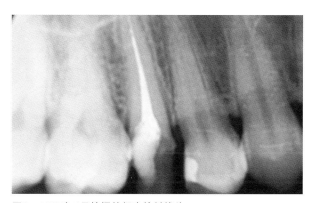

图2　2007年1月拍摄的根尖放射线片

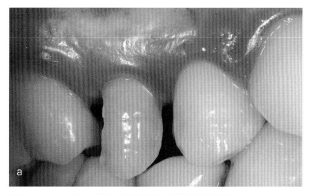

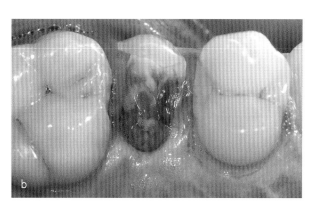

图3a，b　上颌右侧第二前磨牙的颊侧观和𬌗面观

表1　患者的美学风险评估（ERA）表，显示上颌右侧第二前磨牙的种植修复为中度美学风险

美学风险因素	低	中	高
健康状态	健康，免疫功能正常		免疫功能低下
吸烟习惯	不吸烟	少量吸烟 （＜10支／天）	大量吸烟 （＞10支／天）
患者的美学期望值	低	中	高
唇线	低位	中位	高位
牙龈生物型	低弧线形， 厚龈生物型	中弧线形， 中厚龈生物型	高弧线形， 薄龈生物型
牙冠形态	方圆形		尖圆形
位点感染情况	无	慢性	急性
邻面牙槽嵴高度	到接触点≤ 5mm	到接触点5.5～6.5mm	到接触点≥7mm
邻牙修复状态	无修复体		有修复体
缺牙间隙的宽度	单颗牙（≥7mm）	单颗牙（＜7mm）	两颗牙或两颗牙以上
软组织解剖	软组织完整		软组织缺损
牙槽嵴解剖	无骨缺损	水平向骨缺损	垂直向骨缺损

患者高度注重美观，并且要求"最快"的治疗时间；对美学治疗效果的期望非常高。尽可能快地恢复"漂亮微笑"对她极其重要。因此，与患者共同决定：拔除患牙、即刻（Ⅰ型）植入种植体。

由于还有残余牙冠，其形状和位置，勉强维持了可以接受的"漂亮微笑"（图3a），计划再保留2周，然后拔除患牙和植入种植体。

患牙的软组织健康，无探诊出血、厚度良好、没有牙周袋和龈缘退缩（图4a）。同时，考虑到种植位点的三维形态，选择即刻（Ⅰ型）种植体植入（图4b）。

告知患者，目标是即刻（Ⅰ型）种植，但不能确保一定进行即刻修复。患者表示知情同意。

使用牙周刀，注意保护软组织和牙槽窝骨壁，微创拔除患牙（图5）。

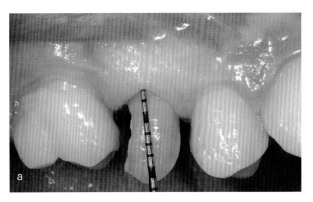

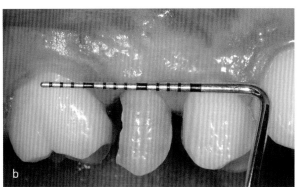

图4a，b　检查种植位点的状态和三维形态

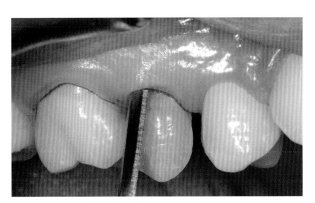

图5　用牙周刀以微创拔除患牙

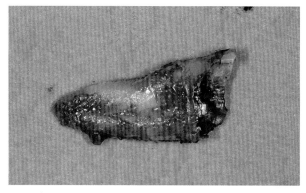

图6　残根

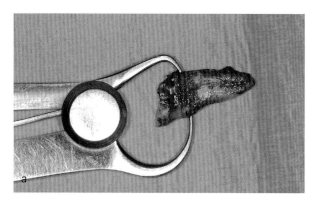

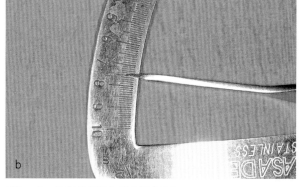

图7a，b　牙根的唇舌向最大径为7.5mm

拔除患牙后，检查残根的完整性并对其测量，确定牙槽窝的确切尺寸（图6和图7a，b）。

根据牙根的尺寸，决定植入 1 颗Straumann锥形柱状种植体（体部直径4.1mm、长度12mm、常规颈修复肩台4.8mm）。

基于测量结果，显然在种植体与牙槽嵴骨壁之间残留大约3mm的间隙。在植入种植体之前，仔细检查牙槽窝，断定有可能获得良好的种植体初始稳定性。

在植入种植体之前，仔细检查牙槽窝是否存在骨缺损，证明骨壁的完整性（图8）。

在植入种植体之前，确认种植位点的邻牙是否存在病变。发现第一磨牙近中面龋（图9），患者同意在戴入种植体支持的最终修复体之前，让她的转诊医生治疗。

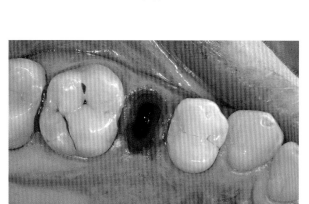

图8　微创拔除残根后的拔牙窝

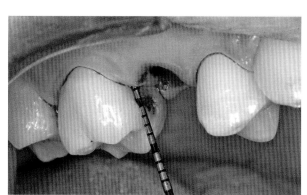

图9　检查拔牙位点邻牙的牙周袋

预备种植窝（图10），在理想的三维位置上植入种植体（图11，图12）（Buser等，2007）。

以自攻方式手动植入TE、SLA、12mm、ϕ4.1mm、RN种植体，获得了良好的初始稳定性。在植入种植体时，需要特别注意，种植体肩台不要太偏根向或太靠近牙槽窝颊侧，避免颊侧骨壁吸收后暴露金属边缘。

为了支撑软组织和获得牙槽嵴骨弓唇侧的外凸轮廓，决定在种植体和骨壁之间的间隙内充填骨代用材料（Bio-Oss Collagen，Geistlich Pharma，Wolhusen，Switzerland）（图14）。戴入愈合帽，避免骨代用材料颗粒进入种植体（图13）。

骨增量的目的是支撑种植位点的颊侧骨性轮廓和软组织，即维持软组织轮廓尽可能外凸。因此，很重要的是骨增量材料不能吸收得太快。

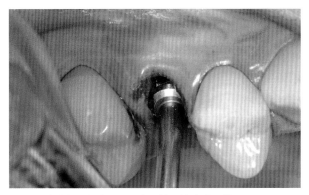

图10 种植窝预备的最后一步是使用轮廓成形钻

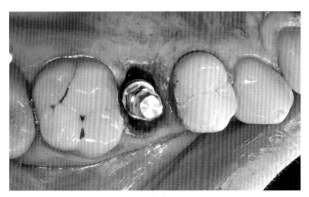

图11 植入后的种植体，仍然带有携带体

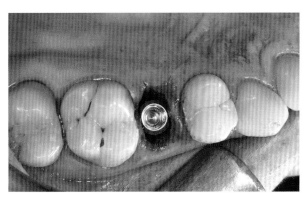

图12 种植体与牙槽窝骨壁之间的颊侧和腭侧间隙，需要填充骨代用材料

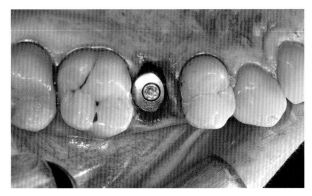

图13 种植体上安放愈合帽

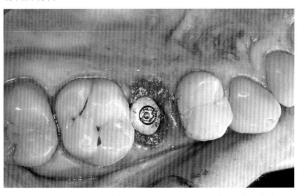

图14 在植入骨代用材料之后、取下愈合帽之前的种植位点

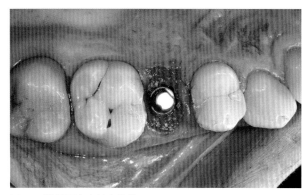

图15 常规颈实心基台就位

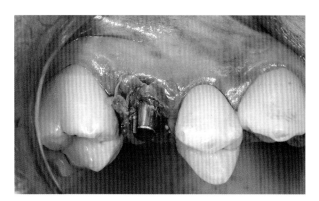

图16 增量的位点表面覆盖流动性聚乳酸聚合物

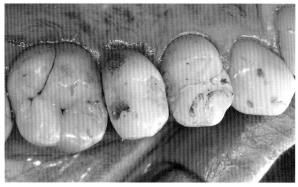

图17 刚刚戴入临时修复体，磨除殆面远中的接触点之前

完成增量之后，立刻取下愈合帽。为戴入临时修复体，安放4mm高的常规颈实心基台，并用手拧紧（图15）。

安装基台之后，为防止骨代用材料颗粒的脱位，在增量的位点表面覆盖流动性聚乳酸聚合物（Artrisorb, Atrix Laboratories）。然后，在其表面喷无菌生理盐水，将其固化（图16）。

在基台上戴入粘接固位临时修复体，认真检查咬合，去除正中和侧方殆接触（图17）。

嘱患者软饮食3天，小心刷牙，定时用0.2%的氯己定溶液含漱1分钟，每天3次。安排患者6天后复诊。

术后6天复诊时，显示种植体周围软组织健康（图19），患者主诉无不良反应。

2个月之后，用棘轮扳手将基台拧紧至35N·cm。取印模，制作最终修复体（图20）。

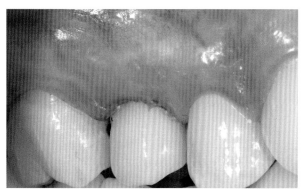

图18　术后30分钟，上颌右侧第二前磨牙位点戴入种植体支持的临时修复体

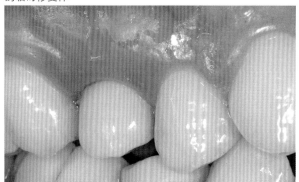

图19　种植体植入6天后的种植体支持的临时修复体，再次检查咬合，确认无𬌗接触

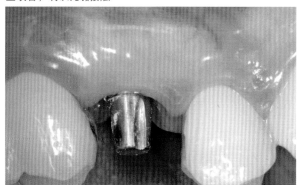

图20　取下临时修复体后拧紧至35N·cm的基台。基台刚安放到种植体时，是用手力拧紧的，大致为15N·cm

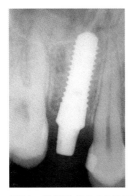

图21 种植体植入2个月后拍摄的根尖放射线片

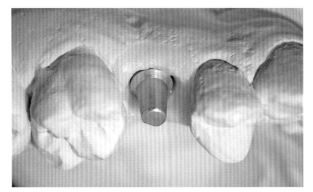

图22 工作模型上实心基台的近距离观。模型上带有人工牙龈

在这次复诊中，拍摄根尖放射线片，确认种植体的正确位置、骨结合以及稳定的种植体周围骨高度（图21）。

随后，制取印模，在技工室灌注模型（图22）。

在粘接固位最终金属烤瓷修复体（图24）之前，探诊检查种植体周围软组织，证实为生理性探诊深度（图23）。与此同时，患者的牙医完成了上颌右侧第一磨牙龋的治疗。

安排患者粘接最终修复体1周后复诊。此时，种植位点表现为健康、无炎症和生理性探诊深度（图25）。

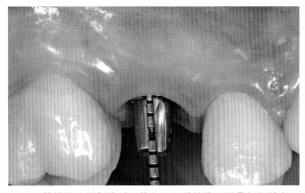

图23 粘接最终修复体时，软组织和种植体周围骨组织健康、稳定。探诊深度在生理性范围之内

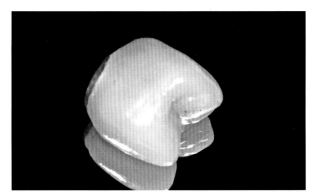

图24 粘接前的金属烤瓷修复体

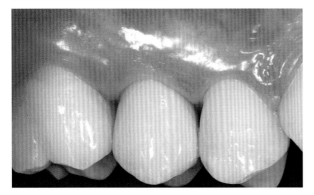

图25 戴入最终修复体6天后的临床状态

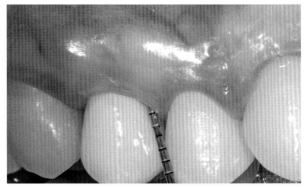

图26 粘接最终修复体2周后的临床状态

几周后复诊，可见种植位点健康、稳定，极佳的美学治疗效果。

此次复诊拍摄根尖放射线片，证实稳定的种植体周围骨高度（图27）。

致谢

感谢Dr Luca Bonino、Ms. Michela Bui和Ms. Silvia Lissona 的共同工作

技工室程序

Francesco Cataldi – Master Dental Technician, Torino, Italy

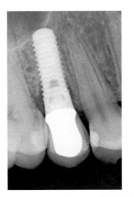

图27 2007年12月拍摄的放射线片

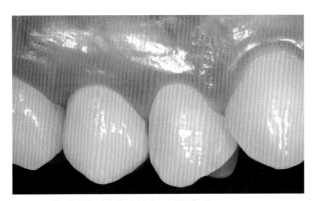

图28 1年后随访时的临床状态，近距离观

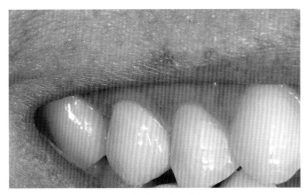

图29 1年后随访时的临床状态，注意笑线

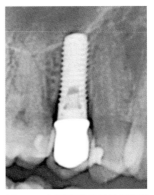

图30 1年后随访时的放射线片（数字放射线片）

4.6　上颌右侧侧切牙位点的不翻瓣即刻种植

R. Nieberler

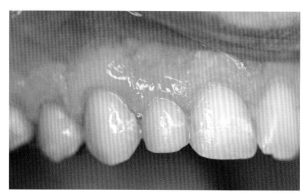

图1　患者到诊所初诊时的临床状况

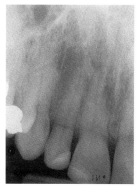

图2　患者初诊时拍摄的根尖放射线片，清晰可见上颌右侧侧切牙的冠根联合折断

43岁女性患者，不吸烟。骑自行车意外造成上颌左侧侧切牙折断（图1），前来就诊。

由于深入到骨内的冠根联合折断（图2），建议患者拔除患牙、植入种植体。

患者对治疗效果有高美学期望，要求即刻进行固定临时修复。她的个体美学评估表被概括为中度美学风险（表1）。

表1 患者的美学风险评估（ERA）表，显示上颌右侧侧切牙的种植修复为中度美学风险

美学风险因素	低	中	高
健康状态	健康，免疫功能正常		免疫功能低下
吸烟习惯	不吸烟	少量吸烟（＜10支／天）	大量吸烟（＞10支／天）
患者的美学期望值	低	中	高
唇线	低位	中位	高位
牙龈生物型	低弧线形，厚龈生物型	中弧线形，中厚龈生物型	高弧线形，薄龈生物型
牙冠形态	方圆形		尖圆形
位点感染情况	无	慢性	急性
邻面牙槽嵴高度	到接触点≤5mm	到接触点5.5～6.5mm	到接触点≥7mm
邻牙修复状态	无修复体		有修复体
缺牙间隙的宽度	单颗牙（≥7mm）	单颗牙（＜7mm）	两颗牙或两颗牙以上
软组织解剖	软组织完整		软组织缺损
牙槽嵴解剖	无骨缺损	水平向骨缺损	垂直向骨缺损

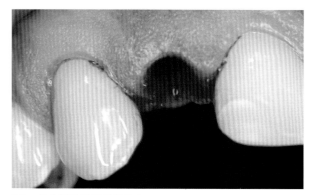

图3 微创拔除患牙后的位点

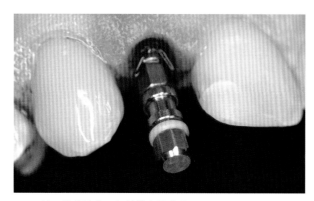

图4 植入的种植体，仍然带有携带体

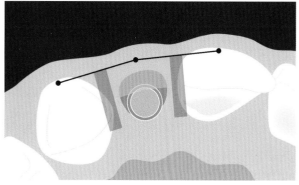

图5 骨水平种植体在拔牙窝内与安全带和危险带相关的唇舌向以及近远中向位置。注意，种植体位置略偏腭侧

决定微创拔除上颌右侧侧切牙（图3）（Schwartz-Arad和Chaushu，1998），不翻瓣即刻（Ⅰ型）种植，其主要理由如下：

· 没有形成瘢痕的风险；不翻瓣技术保护了龈乳头。
· 最小的创伤显著降低疼痛和术后肿胀。
· 可以满足患者临时固定修复的愿望。
· 节省时间的治疗程序，可以在种植体植入当天戴入临时修复体。
· 冠根向骨量充足允许植入14mm长的种植体，获得初始稳定性。
· 颊侧骨壁的厚度降低了骨吸收风险。
· 牙周组织健康，因而种植位点的邻牙没有骨组织丧失。

仔细检查牙槽窝骨壁，确认完整。因此，按照即刻（Ⅰ型）种植方案植入1颗Straumann骨水平种植体（体部直径4.1mm、长度14mm、常规十字锁合肩台）（图4）。

种植体位于略偏腭侧的位置，保证其初始稳定性（图5）。

因为获得了种植体初始稳定性，决定即刻修复种植体。略偏腭侧的种植体与唇侧骨壁之间的血凝块将增加唇侧骨板的厚度，并且很快转变为骨组织。这也有助于保证唇侧骨板和种植体周围软组织的稳定性。

在冠根向，种植体肩台与牙槽骨嵴平齐。在近远中向，满足了种植体与邻牙牙根之间最小间距为1.5mm的需求（图5）。

植入种植体之后，立即取印模，制作临时修复体。为此，在种植体上安放开窗式印模的常规十字锁合（RC）印模帽（图6a）。随后，将先前准备的个性化真空成形的印模托盘中添加模型树脂，戴入患者口中（图6b）。制取印模之后，拍摄根尖放射线片（图8）。

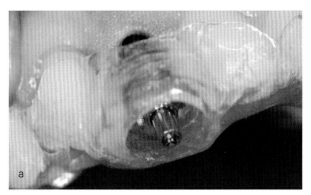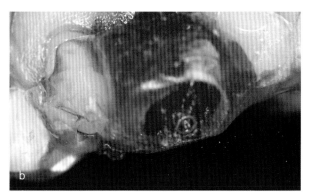

图6a，b 种植体植入之后，立即用RC印模帽和模型树脂制取印模

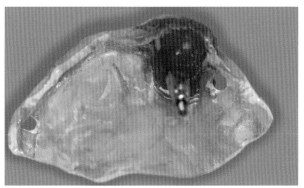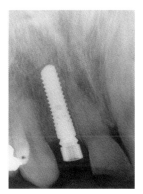

图7 用RC印模帽制取的终印模，准备送到技工室制作临时修复体

图8 种植体戴入RC临时基台的术后根尖放射线片

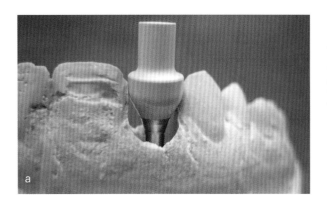

将印模送到技工室，使用RC临时基台作为基底（图9，图10），制作螺丝固位的临时修复体。为了便于临时修复体的制作，技师使用预成树脂冠，调磨后用作饰面。然后，用聚合树脂固定到个性化RC临时基台上。

随后，制作殆垫，与临时修复体一起送到诊所（图11）。

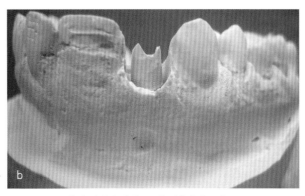
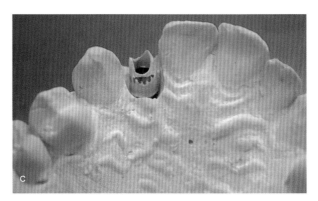

图9a～c　制作临时修复体的RC临时基台的形状

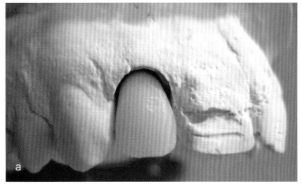
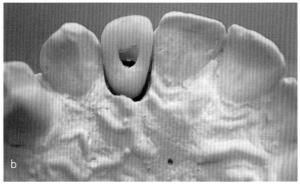

图10a，b　螺丝固位的临时修复体戴入工作模型，唇侧观和腭侧观

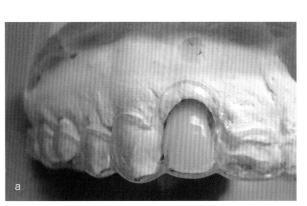
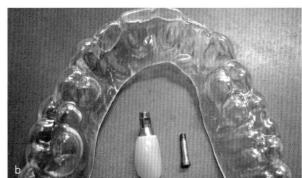

图11a，b　准备送到诊所的临时修复体和殆垫

嘱患者全天戴用殆垫2个月，避免咀嚼力传播到修复体和种植体上。尽管临时修复体没有咬合接触，但是殆垫有助于防止非自主性种植体负荷，尤其是在夜间。此外，要求患者软饮食4周，至少2周不能用临时修复体咬食物。

制作临时修复体很快，仅在种植体植入后3小时后就可以戴入（图12）。

总结：在本病例，实施了即刻（Ⅰ型）种植和即刻非功能性负荷方案，有如下与之相关的优势：

· 将外科创伤降到最低程度。
· 美学优势，在种植体植入当天戴入固定临时修复体。
· 显著降低了整体治疗周期。
· 保存了原有的软组织轮廓。
· 最佳地利用和保存了骨组织。

但是，必须要理解该外科方案的先决条件是存在完整的、无炎症的牙槽嵴，以及种植体根方至少有2~3mm的骨量，否则就不能获得种植体初始稳定性。

安排患者1周后复诊。复诊时显示，种植位点状态良好、软组织稳定、无炎症征象（图13）。

种植体植入8个月后随访，12位点未见炎症，美学效果满意（图14）。此时，可以确认种植体的骨结合。

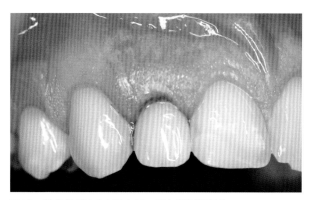

图12　种植体植入3小时之后，戴入临时修复体

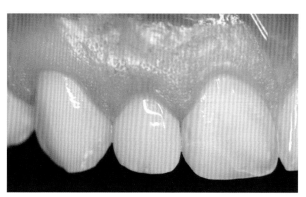

图13　种植体植入1周之后，上颌右侧侧切牙位点的临时修复体，软组织无炎症

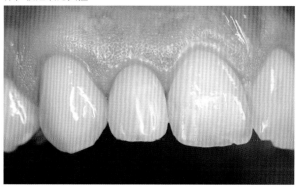

图14　种植体植入8个月之后，随访时的种植位点和临时修复体

　　为制作最终修复体制取印模，可见极佳的美学塑形、健康而稳定的种植体周围软组织（图15）。

　　图16说明了就各自相关的危险带与安全带而言，种植体的近远中向和唇舌向位置。

　　为防止制取终印模时种植体周围黏膜塌陷，同时尽可能精确地将穿龈轮廓的形态转移给技师，制作了个性化印模帽（图17）。

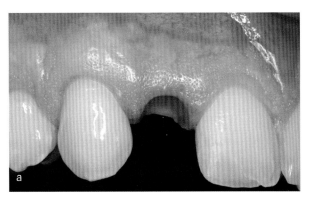 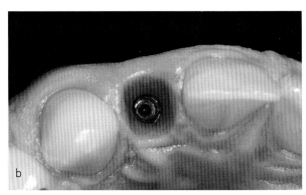

图15a，b　为制作最终修复体制取印模时的种植体周围软组织

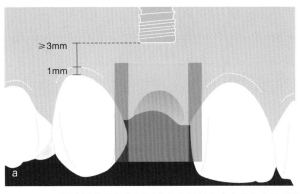

图16a，b　骨水平种植体与近远中向和唇舌向安全带与危险带之间的关系

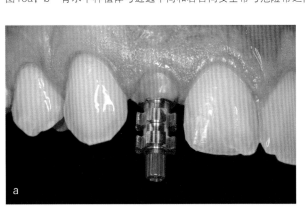

图17a，b　在上颌右侧侧切牙位点用个性化印模帽制取印模和制取的终印模

图18～图20显示12个月随访时的最终全瓷修复体（硅酸盐瓷粉：Emax blue, Ivoclar-Vivadent, Liechtenstein）。基台为氧化锆CARES个性化基台。

致谢

修复程序
Dr. Hans Aggstaller － Munich, Germany

技工室程序
Dental Technicin Evelyn Neubauer － Munich, Germany

Dental Laboratory Bloch － Gröbenzell, Germany

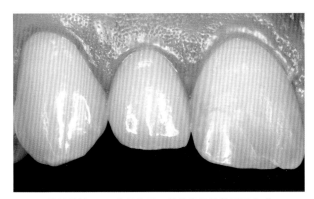

图18　种植体植入12 个月之后，最终修复体的近距离观

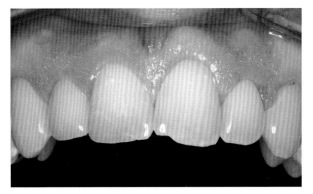

图19　种植体植入12 个月之后，笑线照片

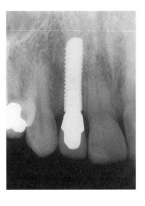

图20　种植体植入12个月之后，随访时的放射线片

4.7 上颌左侧中切牙位点的不翻瓣即刻种植

P. Tortamano, M. S. Bello-Silva, L. O. A. Camargo

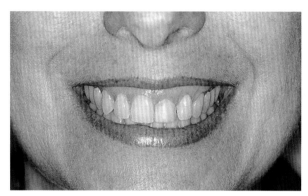

图1 初诊时的临床状态。患者自然大笑时，显示高位唇线。同时可见不能保留的上颌左侧中切牙和薄龈生物型

42岁女性患者，于2004年11月转诊到圣保罗大学牙学院，上颌左侧中切牙为不良修复体。

临床检查显示，无牙龈退缩或任何牙龈炎症征象，所以不考虑术前牙周治疗。患者大笑时呈高位唇线，薄龈生物型（图1，表1）。这些因素又合并高风险的解剖部位，所以需要认真的术前计划和审慎的外科操作。

表1 患者的美学风险评估（ERA）表，显示上颌左侧中切牙的种植修复为中度美学风险

美学风险因素	低	中	高
健康状态	健康，免疫功能正常		免疫功能低下
吸烟习惯	不吸烟	少量吸烟 （＜10支／天）	大量吸烟 （＞10支／天）
患者的美学期望值	低	中	高
唇线	低位	中位	高位
牙龈生物型	低弧线形， 厚龈生物型	中弧线形， 中厚龈生物型	高弧线形， 薄龈生物型
牙冠形态	方圆形		尖圆形
位点感染情况	无	慢性	急性
邻面牙槽嵴高度	到接触点≤5mm	到接触点5.5～6.5mm	到接触点≥7mm
邻牙修复状态	无修复体		有修复体
缺牙间隙的宽度	单颗牙（≥7mm）	单颗牙（＜7mm）	两颗牙或两颗牙以上
软组织解剖	软组织完整		软组织缺损
牙槽嵴解剖	无骨缺损	水平向骨缺损	垂直向骨缺损

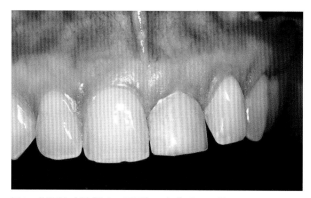

图2 制订治疗计划时，可见切牙龈缘明显不协调

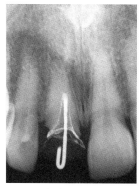

图3 根尖放射线片显示根面龋，为种植修复的适应证。也显示无牙周病，邻面牙槽嵴完整

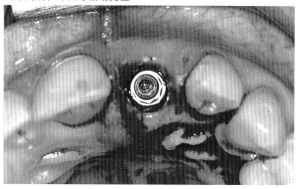

图4 拔除患牙之后，根据"国际口腔种植学会（ITI）口腔种植临床指南"第一卷建议的种植体正确三维位置，即刻植入种植体

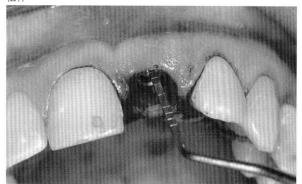

图5 牙周探诊确认种植体肩台与龈缘之间的距离。如果种植体的植入位置太深，可能导致种植体周围软组织退缩

切牙的龈缘明显不对称，影响了美学效果，甚至使预后更加难以预期（图2）。

放射线检查显示，上颌左侧中切牙为临时修复体，有根面龋，牙槽嵴完整、无病变（图3）。

基于患牙无溢脓或牙周组织炎症，并且放射线片显示牙槽嵴状况良好，适合即刻（Ⅰ型）种植，所以治疗计划为拔除患牙、即刻（Ⅰ型）植入种植体并即刻修复。

在局麻下手术。为了避免可能损伤唇侧和舌侧骨壁的任何牙根侧向移动，用小牙挺仔细拔除患牙。拔除患牙之后，在植入种植体之前用牙周探针检查牙槽窝的内侧面，确定是否存在骨裂开和穿孔。任何探及骨缺损的病例，不再是即刻（Ⅰ型）种植的指征，应该首选早期（Ⅱ型）种植。

美学成功的现行技术（即刻种植和即刻修复），归因于对受植区牙槽嵴完整性的分析，这一点非重要。在种植体周围组织愈合过程中，牙槽嵴的完整性与骨组织结构的稳定相关，因此也与软组织稳定性相关。

按照"国际口腔种植学会（ITI）口腔种植临床指南"第一卷（Buser等，2007），在正确的三维位置上植入Straumann锥形柱状种植体（体部直径4.1mm、长度12mm、常规颈修复肩台4.8mm）（图4）。

即刻种植和不翻瓣手术时，治疗效果取决于准确的种植体植入。为了保证更加可靠的结果，应遵守如下数据：骨边缘和龈缘之间的距离不能超过4mm。由此，保证了种植体肩台至龈缘之间的距离不超过3mm，避免了种植体植入过深，因此避免了种植体周围的软组织退缩（图5）。

因为种植窝预备时没有翻瓣，龈缘可以作为钻孔深度的参考。在本病例，钻孔深度超过种植体长度4mm，为16mm（图7）。

所获得的种植体初始稳定性，允许即刻戴入丙烯酸树脂临时修复体。临时修复体螺丝固位于常规颈八角基台上。临时修复体的目的是重建美学和保存软组织轮廓（图8）。

修复体占据了天然牙所遗留的间隙，在不施加任何压力的条件下支撑周围软组织（图9）。

不需要缝合程序关闭创口。在正中与侧方殆运动时，修复体无任何咬合接触。患者初诊时呈现的切牙龈缘不协调，通过临时修复体穿龈轮廓的渐进性调改得以矫正。

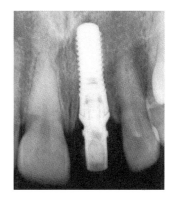

图6　种植体植入后的放射线片，种植体戴有螺丝固位的临时修复体基台。种植体肩台处显示微小间隙，需要进一步仔细地拧紧基台螺丝

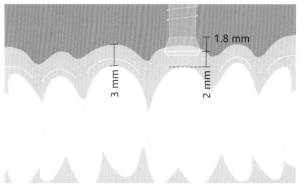

图7　因为在种植体植入过程中不翻瓣，龈缘可以作为钻孔深度的参照

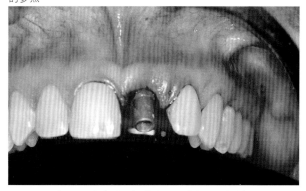

图8　用于螺丝固位临时修复体的预制常规颈八角基台，戴入刚植入的种植体

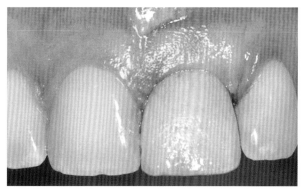

图9　在预制钛基台上的螺丝固位丙烯酸树脂临时修复体。初诊时龈缘不协调，已经通过修复体穿龈轮廓调改得以矫正

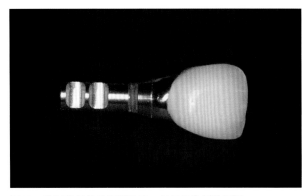

图10 临时修复体的穿龈轮廓，被最终修复体复制

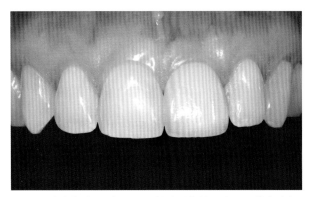

图11 种植体植入2年之后，螺丝固位的最终金属烤瓷修复体，伴有稳定的周围软组织，保存了美学轮廓

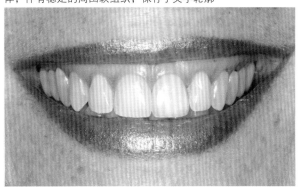

图12 种植体植入2年后随访时的大笑像，螺丝固位的最终金属烤瓷修复体

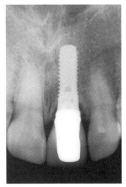

图13 种植体植入2年之后，拍摄的根尖放射线片

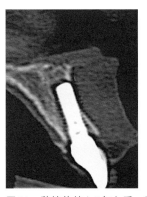

图14 种植体植入2年之后，种植区的计算机断层片，证实维持了牙槽嵴高度和种植体周围硬组织

6周之后，制作了最终螺丝固位金属烤瓷修复体（图10）。

长期的临床和放射线随访显示，种植体植入2年之后，种植体周围软组织和硬组织极其稳定（图11，图12）。

同时，拍摄根尖放射线片（图13）和种植区锥形束计算机断层片（Cone Beam Computerized Tomography），证实维持了牙槽嵴高度和稳定的种植体周围硬组织（图14）。

目前的种植技术，已经将以健康的种植体周围软组织和稳定的美学效果为特征的协调、自然的牙列，作为治疗效果的组成部分。这样的效果与牙齿拔除时的牙槽嵴完整性、不翻瓣手术以及种植体支持的即刻修复体密切相关。

致谢

技工室程序

Marcos Celestrino – Dental Technicin, São Paolo, Brazil

放射线程序

Israel Chilvarquer – University of São Paolo, Department of Radiology, Brazil

早期（Ⅱ型）种植

4.8　上颌右侧中切牙位点的早期种植

D. Buser, C. Hart, U. Belser

　　41岁女性患者，转诊来修复上颌右侧中切牙，因为该牙发生了纵向根折，不能保留。患者健康、不吸烟。进行了详细的美学风险评估。患者对患牙的外观不满意，从美学角度来看，患者对成功的治疗效果有高度期望。

　　患者为中位唇线，微笑时暴露前上颌部分牙龈（图1）。

　　仔细检查前上颌，可见2颗中切牙为2个烤瓷冠。2颗中切牙均存在牙龈退缩，导致金属边缘暴露。此外，上颌右侧中切牙在根折处存在龈裂（图2）。组织生物型为中厚龈生物型。

　　根尖放射线片显示上颌右侧中切牙根折，并伴有根尖周病变。2颗中切牙之间的牙槽嵴高度显著降低（图3）。

　　基于临床和放射线检查，术前的临床状态归类于中度美学风险（表1）。

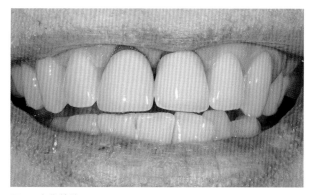

图1　中位笑线

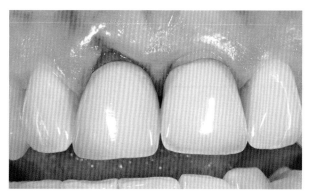

图2　仔细检查，显示牙龈退缩和上颌右侧中切牙龈裂

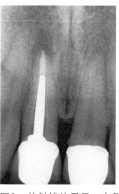

图3　放射线片显示，右侧中切牙根尖周病变以及与左侧中切牙之间的牙槽嵴高度降低

表1　患者的美学风险评估（ERA）表，显示上颌右侧中切牙的种植修复为中度美学风险

美学风险因素	低	中	高
健康状态	健康，免疫功能正常		免疫功能低下
吸烟习惯	不吸烟	少量吸烟（<10支／天）	大量吸烟（>10支／天）
患者的美学期望值	低	中	高
唇线	低位	中位	高位
牙龈生物型	低弧线形，厚龈生物型	中弧线形，中厚龈生物型	高弧线形，薄龈生物型
牙冠形态	方圆形		尖圆形
位点感染情况	无	慢性	急性
邻面牙槽嵴高度	到接触点≤5mm	到接触点5.5～6.5mm	到接触点≥7mm
邻牙修复状态	无修复体		有修复体
缺牙间隙的宽度	单颗牙（≥7mm）	单颗牙（<7mm）	两颗牙或两颗牙以上
软组织解剖	软组织完整		软组织缺损
牙槽嵴解剖	无骨缺损	水平向骨缺损	垂直向骨缺损

决定用种植体支持的单冠修复上颌右侧中切牙，并为左侧中切牙制作新冠。为了改善牙齿美学，首先为左侧中切牙制作丙烯酸临时修复体（图4）。

随后，拔除上颌右侧中切牙。拔牙过程中牙冠松动、与牙根脱离。殆面观，显示牙根唇侧裂缝（图5）。

用精细牙挺挺松牙根之后，拔除。牙根严重变色（图6）。仔细地刮除拔牙槽窝内的肉芽组织，尤其在根尖区。为了消毒，用氯己定溶液（0.2%）强力冲洗。牙槽窝显示慢性感染所导致的唇侧骨壁缺损（图7）。

在新鲜出血的拔牙窝内充填胶原块（Tissucone E，Baxter），其目的是在软组织初期愈合过程中稳定血凝块（图8）。

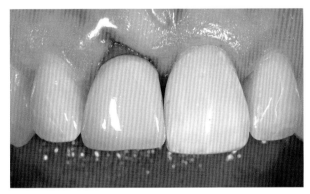

图4　丙烯酸树脂临时修复体戴入上颌左侧中切牙后的临床状态

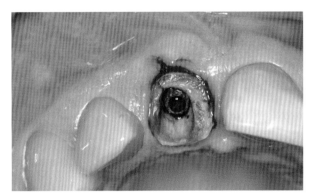

图5　殆面观，根折线清晰可见

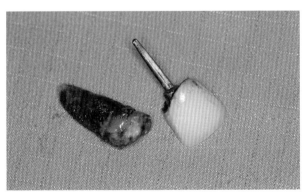

图6　取出的变色牙根和原有修复体

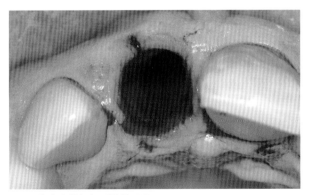

图7　去除肉芽组织后的拔牙窝

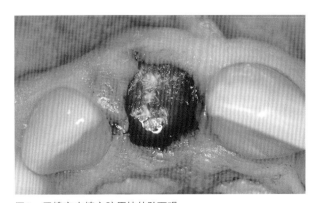

图8　牙槽窝内填充胶原块的殆面观

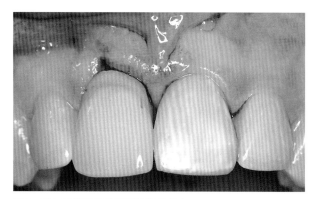

图9 戴入可摘局部义齿后的临床状态

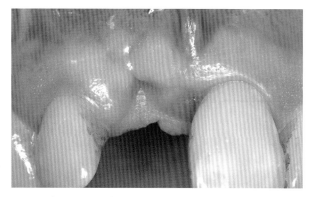

图10 拔牙8周后的临床状态，显示拔牙窝唇侧中部典型的平坦化

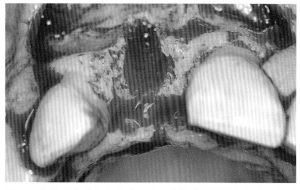

图11 翻瓣后外科位点的殆面观，黏骨膜瓣的基底宽广，有利于良好的血供。未愈合的牙槽窝清晰可见，包括缺牙间隙唇侧中部的火山口样骨缺损

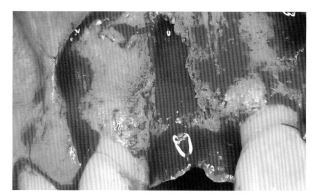

图12 外科位点的唇侧观，火山口样骨缺损的范围清晰可见

戴入先前准备的可摘局部过渡义齿，使患者离开门诊后在8周软组织愈合期内无缺牙间隙（图9）。

在软组织愈合过程中，局部解剖变化如所预料。拔牙窝中部的唇侧轮廓变平，这部分骨壁在拔牙时已经缺失。拔牙8周之后，种植位点的软组织完全愈合（图10）。

种植手术时，先做牙槽嵴顶切口，沿龈沟向两侧延伸做沟内切口，至远中转线角，做松弛切口，形成有利于血供的黏骨膜瓣。种植位点殆面观，确认在靠近邻牙处良好地维持了唇舌向牙槽嵴宽度（牙槽嵴宽度>6.0mm），但是如前所料，唇侧中部骨壁缺损（图11）。

唇侧骨壁存在着直达根尖区的广泛的、火山口样骨缺损。可以假设牙槽嵴嵴部的缺损在拔牙时已经存在，而根尖部骨缺损则是在拔牙后最初的几周内束状骨吸收所致。去除缺损处肉芽组织（图12）。

按照标准步骤，使用球钻、螺纹钻和直径逐渐增加的成形钻预备种植窝。种植窝按照Straumann骨水平种植体（体部直径4.1mm、长度12mm、常规十字锁合修复肩台）预备。骨预备进入腭侧骨壁以获得良好的种植体初始稳定性，并使种植体位于正确的唇舌向位置，即从对侧同名牙牙冠表面计算，偏腭侧大约1mm（图13）。

种植体肩台正确的冠根向位置非常重要。直径4.1mm骨水平种植体肩台位于未来种植修复体唇侧龈缘中点根方大约3mm处（图14）。

种植体获得了非常好的初始稳定性。为了进行骨移植，安放2mm高的愈合帽。愈合帽只是咬合于十字锁合连接处，并不覆盖种植体肩台。如前所料，SLActive种植体表面广泛暴露。

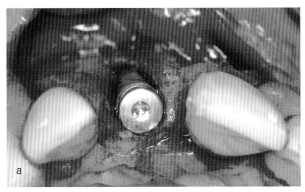
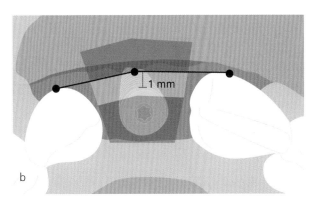

图13a，b　种植体植入后的殆面观。骨水平种植体的肩台位置，与对侧同名牙的唇侧根面关系为略偏腭侧1mm。暴露的种植体表面位于二壁型骨缺损的牙槽嵴内

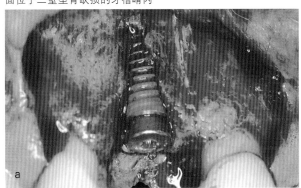
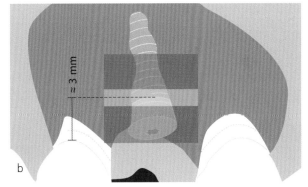

图14a，b　唇侧观，显示正确的冠根向种植体肩台位置，位于未来种植修复体龈缘根方大约3mm处

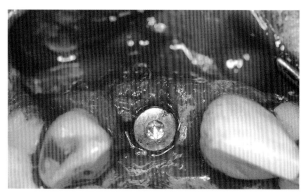

图15　𬌗面观，骨屑植入牙槽嵴火山口样骨缺损，并延伸到2mm高的愈合帽上

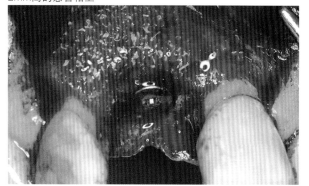

图16　唇侧观，显示骨屑如何充填到整个缺损的唇侧

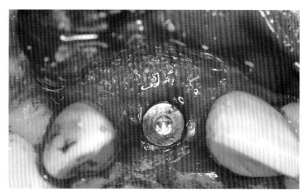

图17　𬌗面观，显示浸入血液的DBBM颗粒略微过度成形牙槽嵴

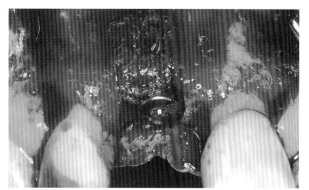

图18　唇侧观，显示DBBM颗粒良好地移植到愈合帽的唇侧

然后，用平骨凿和刮骨器从局部获取自体骨碎屑，主要是在同一瓣范围内的鼻棘。骨碎屑浸入血液，植入火山口样骨缺损，覆盖暴露的种植体表面（图15，图16）。

为了获得满意的远期轮廓，再覆盖一层低替代率骨充填材料是非常重要的。出于此目的，首选去蛋白牛骨基质（DBBM; Bio-Oss），因为这种骨充填材料对轮廓扩增具备充分的科学文献证据。小颗粒状DBBM浸入血液，植入时要比原来正常的局部解剖形态略微过度增量（图17，图18）。

下一步，将非交联胶原膜（Bio-Gide）剪成两条，并用组织剪修整形态。用双层覆盖技术植入胶原膜。这种技术为胶原膜提供了良好的稳定性，因为这种亲水性的膜一经浸入血液就变得容易操作和易于贴敷。胶原膜不但能起到数周的屏障作用，而且也能稳定骨充填材料（图19）。

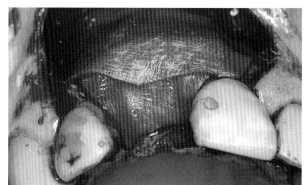

图19　双层覆盖技术用于胶原膜覆盖

为达到完美的外科过程，切开骨膜，松弛黏骨膜瓣并冠向复位，目标是用单线间断缝合获得无张力初期创口关闭。使用不可吸收丝线，在牙槽嵴区为5-0缝线，而松弛切口为6-0缝线（图20）。初期创口关闭是外科概念的重要组成部分（Buser等，2008），因为在愈合过程中要保护移植材料免受口腔内细菌的感染。

手术之后，拍摄放射线根尖片，证实12mm/4.1mm骨水平种植体位于正确的冠根向和近远中向位置（图21）。

由于存在广泛的唇侧骨缺损，经历了12个月的愈合期。在无并发症创口愈合之后，使用12b刀片进行环切技术，暴露种植体。用较高的愈合帽替换2mm矮愈合帽，开始成形穿黏膜通道。1周之后，准备进入修复治疗程序，按惯例将临时修复体安放于临时基台上（图22，图23）。

用2个临时修复体进行软组织成形。通常需要3～6个月的时间，使种植体周围软组织成熟（图24）。根尖放射线片显示极佳的种植体周围骨高度，靠近种植体肩台处没有骨吸收征象（图25）。

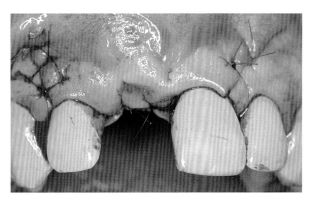

图20　瓣移动之后，获得无张力初期创口关闭，用单线间断缝合固定

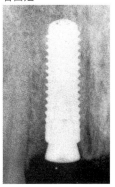

图21　根尖放射线片证实骨水平种植体的正确位置

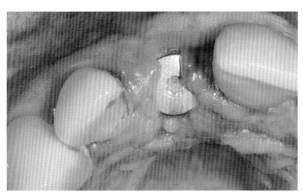

图22　二期手术和替换较高愈合帽1周后的殆面观

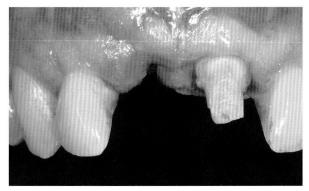

图23　唇侧观，开始进入强制性软组织成形阶段时的软组织状态。使用2个临时冠，创造与天然牙类似的、稳定的和美学的种植体周围软组织轮廓

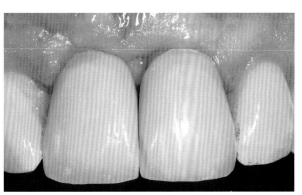

图24　戴入2个临时冠后的唇侧观

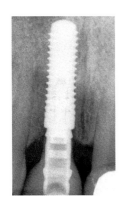

图25 根尖放射线片显示，种植体肩台处稳定的牙槽嵴高度。临时修复体的颈部轮廓较窄，将在软组织成形阶段逐渐加大

作为前瞻性研究的一部分，临时修复体至少戴用6个月（Buser等，2009），允许在6个月随访时检查。在这个阶段，种植体周围软组织很好地适应了略加调改的修复体外形，形成了协调的龈缘线和良好塑形的龈乳头（图26）。负荷6个月之后，放射线片显示骨高度稳定，种植体肩台附近仍然没有骨吸收征象（图27）。

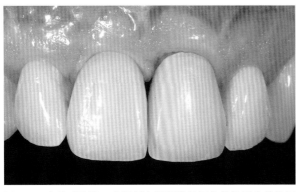

图26 6个月时随访，在唇侧中部龈缘显示良好的适应性软组织。左侧中切牙近中的牙槽嵴高度降低，使得2颗中切牙之间的龈乳头略微降低

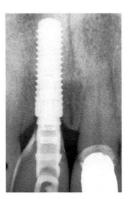

图27 6个月时的根尖放射线片，证实稳定的牙槽嵴高度

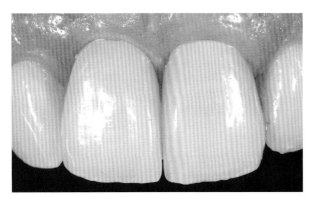

图28 显示2颗全瓷修复体的唇侧观，种植体周围软组织呈美学轮廓，唇侧中部龈缘没有退缩迹象

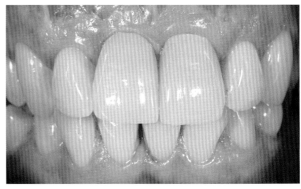

图29 前上颌呈现协调的牙龈轮廓，2颗全瓷修复体协调地融入周围牙列

D. Buser, C. Hart, U. Belser

随后，用2颗全瓷修复体修复上颌左侧中切牙种植位点和右侧中切牙。种植修复体为螺丝固位。12个月随访时，显示令人满意的美学效果（图28，图29）。12个月时的放射线片显示，牙槽嵴顶极佳的骨组织稳定性，种植体肩台处无骨吸收征象（图30）。

2年时随访检查，确认种植体周围软组织稳定。临床状态证实软组织健康和漂亮的美学效果（图31，图32），放射线片证实牙槽嵴顶的骨组织稳定（图33）。

瑞士伯尔尼大学的Daniel Buser完成了外科治疗程序，伯尔尼大学的Chris Hart完成了临时修复，日内瓦大学的Urs C. Buser完成了最终修复。

致谢

技工室程序

Dominique Vinci – CDT, University of Geneva, Switzerland

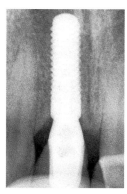

图30　12个月时的根尖放射线片显示种植体肩台处的牙槽嵴稳定

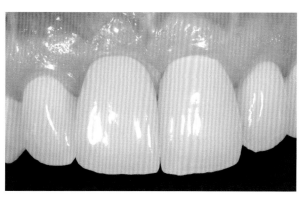

图31　2年后随访时的临床状态。美学效果满意，全瓷冠周围软组织轮廓稳定

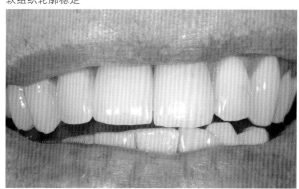

图32　患者微笑时的正面观

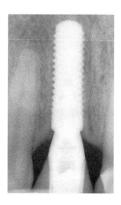

图33　2年后随访时的放射线检查。显示稳定的牙槽嵴高度

4.9 下颌左侧第二前磨牙和第二磨牙位点的早期种植

D. Buser

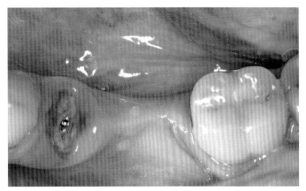

图1 殆面观，可见下颌左侧第一磨牙缺牙位点并伴有唇侧骨萎缩，第二前磨牙为残根

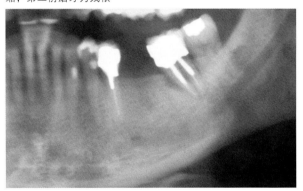

图2 曲面体层放射线片。显示下颌左侧第一磨牙的单颗牙缺隙，两颗邻牙均有根管充填。这些位点在下颌管上方的骨高度充足，允许植入种植体

56岁女性患者，转诊来寻求下颌左侧功能性修复。患者健康、不吸烟，下颌左侧第二前磨牙因根面继发龋丧失了修复体。此外，下颌左侧第一磨牙位点为单颗牙缺隙，其唇侧骨萎缩清晰可见（图1）。

曲面体层放射线片显示下颌左侧第二前磨牙和第二磨牙均为单冠修复，并且均经过根管充填。第二磨牙近中可见透射区，第三磨牙无任何病变征象（图2）。

基于临床和放射线所见，决定拔除下颌左侧第二前磨牙和第二磨牙，形成一个连续3颗牙缺失的缺牙间隙。根据患者要求，保留第三磨牙。拔牙时，没有做较大的翻瓣。少量翻开第二前磨牙创缘，拔除残根（图3）。

仔细搔刮2个拔牙窝，拉拢创缘，原位缝合固定（图4）。

拔牙之后，创口愈合无异常。5周之后，下颌左侧缺牙区愈合良好。计划植入2颗种植体，一颗在第二前磨牙位点；另一颗在其远中大约16mm处，略偏第二磨牙拔牙位点的近中，认为此处的牙槽嵴宽度足以植入种植体，并且不需要水平向骨增量。

做1个牙槽嵴顶切口、近中和远中的2个松弛切口，翻全厚瓣，暴露牙槽嵴。如所预料，拔牙窝仍可辨认（图6）。

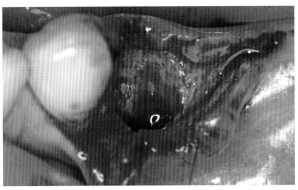

图3　拔除第二前磨牙残根后牙槽窝的殆面观。少量翻开创缘，获得牙根入路

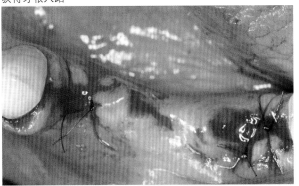

图4　拔牙并缝合后的临床状态

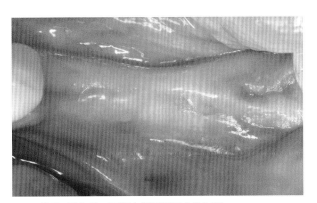

图5　拔牙5周之后，下颌左侧无牙区的殆面观

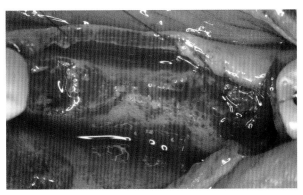

图6　两个充满肉芽组织的拔牙窝的临床状态

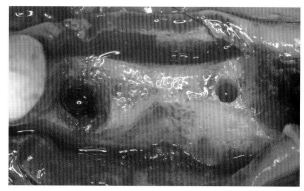

图7　球钻标记之后。显然，远中种植体可以植入无缺损的骨组织内，而近中种植体将不得不植入拔牙窝缺损内

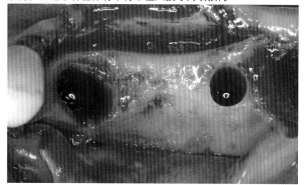

图8　预备的2个种植窝

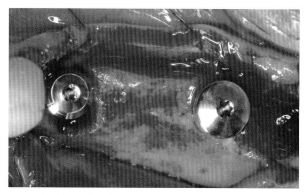

图9　植入的2颗种植体的殆面镜像观

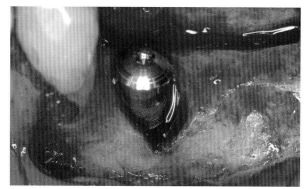

图10　术中观，种植体周围的有利型、二壁型骨缺损，包括底部2mm厚的完整骨壁

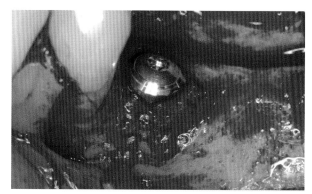

图11　自体骨碎屑充填到种植体周围骨缺损的状态

仔细刮除肉芽组织。随后，用球钻标记2颗种植体的位置，用卡尺控制间距（图7）。

用直径不断增加的螺纹钻预备种植窝。在完成预备时，近中的种植窝略进入拔牙窝的舌侧骨壁。第二磨牙位点的种植窝完全被完整地骨壁所围绕（图8）。

然后，植入2颗种植体，获得极佳的初始稳定性（图9）。如所预料，近中种植体呈现种植体周围中等量的骨缺损。非常重要的是，在颊侧骨缺损的根方，存在2mm厚的完整骨壁（图10）。

首先用骨凿从局部获取骨碎屑，充填在种植体周围骨缺损区（图11）。

将一薄层低替代率的去蛋白牛骨基质（DBBM）颗粒，覆盖于骨原性自体移植骨表面。

然后，用非交联胶原膜覆盖骨充填材料。胶原膜不只是起4～6周的屏障作用，还用于稳定移植的自体骨和骨代用材料。

最后，切开骨膜、仔细移动创缘，使骨增量区无张力下初期创口关闭，而远中种植体非潜入式愈合（图14）。

手术之后，创口愈合无异常。8周时，位点显示无并发症愈合（图15），准备暴露近中种植体。

8周时，在牙槽嵴正中做一小切口，少许翻开创缘，暴露种植体封闭螺丝。用较高的愈合帽替代封闭螺丝（图16）。

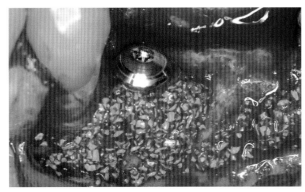

图12　植入DBBM之后的临床状态

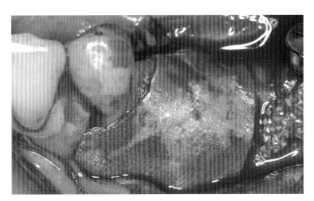

图13　覆盖胶原膜后的临床状态。亲水性胶原膜浸血，易于操作

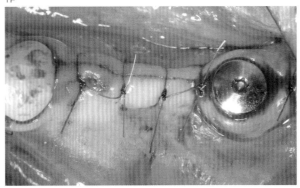

图14　第二前磨牙和第一磨牙位点无张力关闭创口、潜入式愈合，远中的第二磨牙种植位点非潜入式愈合

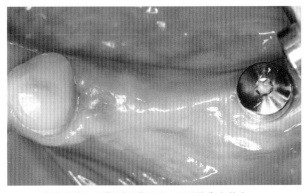

图15　种植体植入同期引导骨再生8周后的临床状态

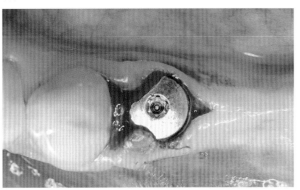

图16　近距离观，近中种植位点二期手术、更换愈合帽后的临床状态

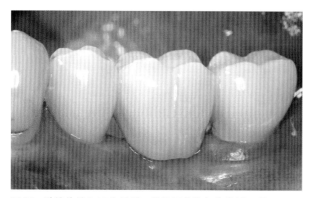

图17 种植体植入12个月后三单位固定修复体的侧面观

患者返回到转诊牙医，用粘接固位的三单位固定修复体修复2颗种植体（图17，图18）。

4年随访时检查，显示种植体周围软组织健康（图19）。2颗种植体整合良好、稳定。这被根尖放射线片所证实：在牙槽嵴部，2颗种植体周围的骨组织非常稳定（图20）。

瑞士伯尔尼大学的Daniel Buser完成了外科治疗程序，伯尔尼大学的Kaveta Kalna完成了最终修复。

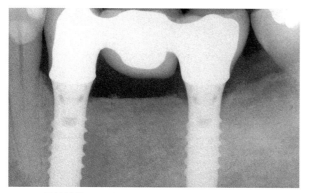

图18 种植体植入12个月后的放射线片，显示2颗种植体骨结合良好，支持三单位的固定修复体

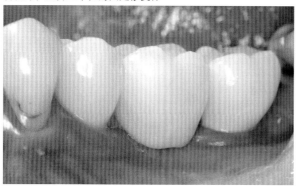

图19 4年随访检查时的临床状态。支持三单位固定修复体的2颗种植体周围软组织健康

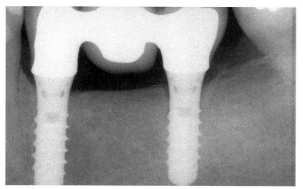

图20 4年随访时的根尖放射线片。证实骨结合良好、牙槽嵴骨组织稳定

4.10　上颌左侧第一前磨牙位点的早期种植

M. Roccuzzo

36岁男性患者，不吸烟，因上颌左侧前磨牙区剧烈疼痛，于2004年就诊。

曲面体层放射线片显示，上颌左侧第一前磨牙曾进行牙髓治疗。显然，根管充填时，充填材料被推出根尖孔，并且非常接近上颌窦底（图1）。

因为这些症状同时伴有剧烈疼痛和疑似根折，所以拔除患牙。图2证实牙纵裂。

患者的美学期望一般，个体美学风险评估表将其归类于中等美学风险（表1）。

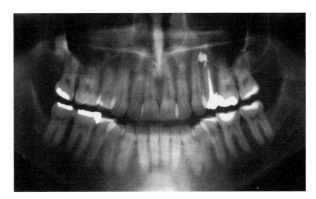

图1　2004年拍摄的曲面体层放射线片

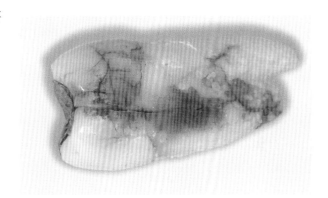

图2　拔出的患牙，品红染色显示纵裂线

表1　患者的美学风险评估（ERA）表，显示上颌左侧第一前磨牙的种植修复为中度美学风险

美学风险因素	低	中	高
健康状态	健康，免疫功能正常		免疫功能低下
吸烟习惯	不吸烟	少量吸烟（＜10支／天）	大量吸烟（＞10支／天）
患者的美学期望值	低	中	高
唇线	低位	中位	高位
牙龈生物型	低弧线形，厚龈生物型	中弧线形，中厚龈生物型	高弧线形，薄龈生物型
牙冠形态	方圆形		尖圆形
位点感染情况	无	慢性	急性
邻面牙槽嵴高度	到接触点≤5mm	到接触点5.5～6.5mm	到接触点≥7mm
邻牙修复状态	无修复体		有修复体
缺牙间隙的宽度	单颗牙（≥7mm）	单颗牙（＜7mm）	两颗牙或两颗牙以上
软组织解剖	软组织完整		软组织缺损
牙槽嵴解剖	无骨缺损	水平向骨缺损	垂直向骨缺损

建议患者选择种植治疗。在本病例，选择早期
（Ⅱ型）种植方案，而不是即刻种植方案，原因是
疼痛症状合并接近上颌窦底的根充材料溢出。本病
例选择早期种植方案的优势在于增加了种植位点的
软组织量、便于瓣的处理和局部病变痊愈。

因此，拔除患牙，清除大部分根充材料。

拔除患牙5周之后，根尖放射线片（图3）和
临床照片（图4）显示拔牙后4～8周的典型位点，
软组织愈合良好，并完全覆盖拔牙窝（Hämmerle
等，2004），准备植入种植体。

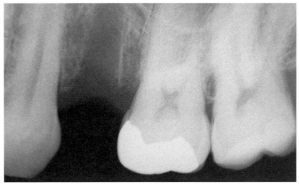

图3　上颌左侧第一前磨牙拔除5周之后、种植体植入之前位点
的根尖放射线片

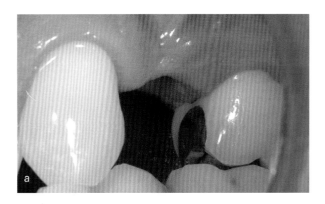

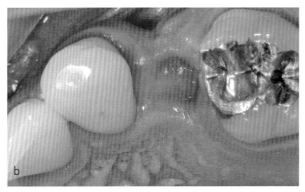

图4a，b　上颌左侧第一前磨牙拔除5周之后、种植体植入之前
的位点。颊侧观和𬌗面观显示完善的软组织愈合

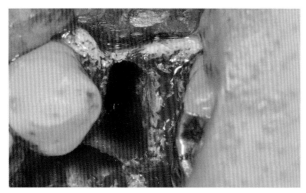

图5　拔除患牙5周之后、种植体植入之前的牙槽嵴，牙槽窝骨壁完整

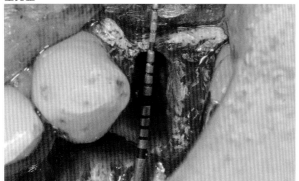

图6　牙槽窝颊舌向宽度大约9mm

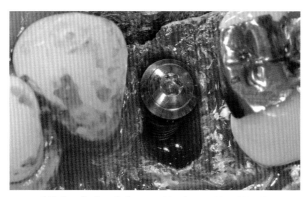

图7　种植体理想的三维位置导致超过2mm的舌侧间隙，必须植入骨代用材料

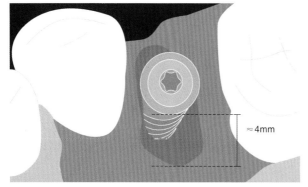

图8　水平向骨缺损约4mm，需要移植材料进行引导骨再生

手术时，暴露种植体植入位点（图5）。牙槽窝骨壁完整，只发生了极其轻微的骨改建。

在种植体植入之前，用牙周探针测量牙槽窝的尺寸（图6）。颊舌向牙槽嵴宽度大约9mm、近远中向大约4mm，选择1颗Straumann锥形柱状（TE）种植体（体部直径4.1mm、长度12mm、常规颈修复肩台4.8mm）。

在理想的三维位置上植入种植体（Buser等，2004）。在即刻和早期种植体植入方案，种植体的理想三维位置通常导致牙槽窝骨壁和种植体之间存在间隙，所以医生需要决定在间隙内是否单独或混合植入自体骨或骨代用材料。通常，当间隙超过1mm时，建议进行间隙充填。

本病例，种植体与牙槽窝舌侧骨壁之间的距离超过了2mm（图7，图8）。因此，间隙内植入人工骨代用材料（BoneCeramic，图9）。为了防止BoneCeramic颗粒进入种植体，在植入骨代用材料前安放封闭螺丝。

骨增量之后，瓣复位、缝合，允许种植体半潜入式愈合（图10）。这种愈合方式有如下优点：不需要通过骨膜松弛切口移动瓣以及不需要二次麻醉和切开就可以暴露封闭螺丝。

手术大约6周之后，软组织愈合无异常，呈健康表现（图11）。

再过4周之后，用带有唇侧斜面的愈合帽替代封闭螺丝（图12），进入种植体周围黏膜成形阶段。

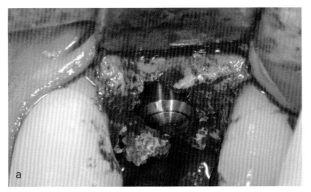
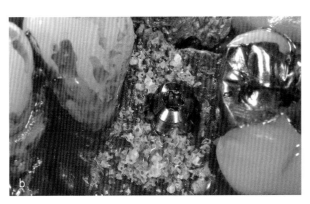

图9a，b　颊侧观和𬌗面观，牙槽窝内充填人工合成的骨代用材料

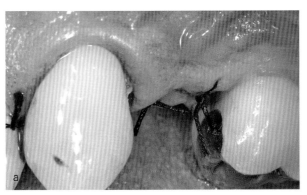
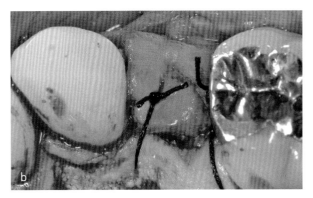

图10a，b　种植位点缝合之后，进行半潜入式愈合

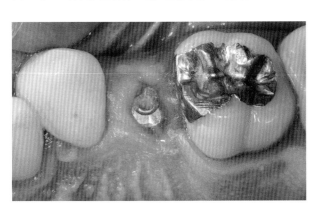
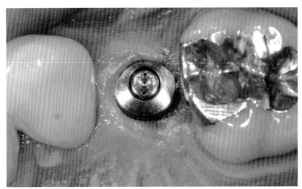

图11　种植体植入6周后的位点

图12　种植体植入10周之后，安放带有唇侧斜面的愈合帽，进行软组织成形

安放带有唇侧斜面的愈合帽之后，拍摄根尖放射线片，确认正确就位于种植体上（图13）。

2周之后，凹面形愈合帽替代带斜面的愈合帽，进一步增强软组织轮廓（图14）。

戴用凹面形愈合帽2周，然后用4.5mm高愈合帽将其替换（图15a，b）。

种植体植入4个月之后，取下愈合帽，制取印模，制作临时修复体（图16）。

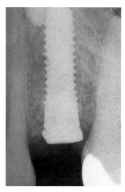

图13　安放带有唇侧斜面的愈合帽后的根尖放射线片

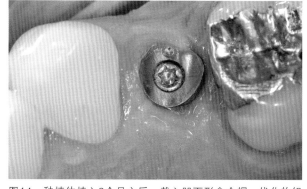

图14　种植体植入2个月之后，戴入凹面形愈合帽，优化软组织轮廓

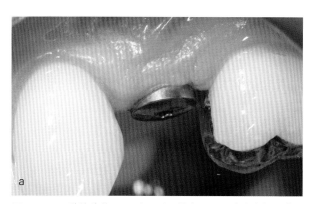

图15a，b　种植体植入3.5个月后、戴有4.5mm高愈合帽的临床状态

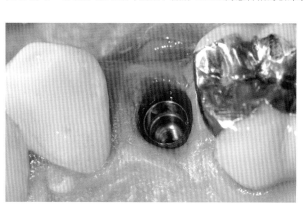

图16　种植体植入4个月后的种植位点，准备印模

由于种植体的位置偏向根方，常规粘接固位的修复体粘接固位之后，将难以完全去除溢出的粘接剂，所以决定用常规颈八角可研磨中间基底制作中间基台（图17～图21）。

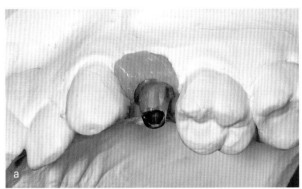

图17a，b　戴入工作模型的个性化常规颈八角可研磨中间基底，颊侧观与腭侧观

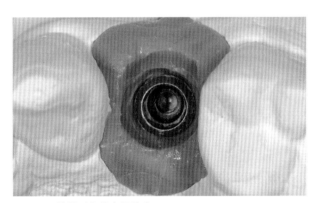

图18　工作模型上的穿龈轮廓

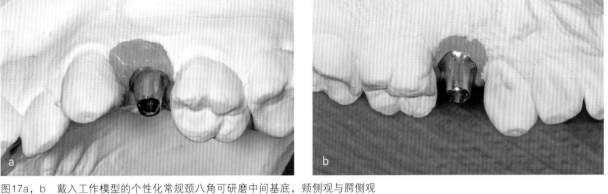

图19　安放到种植体替代体上的常规颈八角可研磨中间基底，未来粘接线的位置已经由种植体肩台殆向提高

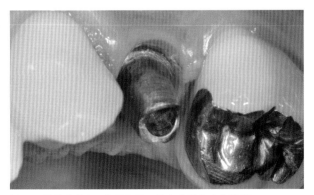

图20　种植体植入4个月之后，戴入个性化中间基底

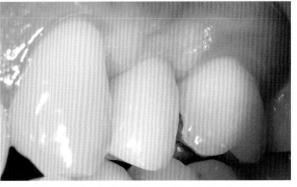

图21　种植体植入4个月之后，戴入粘接固位的临时修复体。种植体周围黏膜发白

3周之后，用粘接固位的最终金属烤瓷修复体替换临时修复体（图23）。

戴入最终修复体之后，拍摄根尖放射线片，确认修复体精确、无缝隙地就位于种植体，以及有利的种植体周围骨高度和无残留粘接剂（图22）。

种植体植入1.5年和3年时随访，显示稳定、无炎症、美学满意的种植体周围软组织和稳定的骨高度（图24~图26）。

致谢

感谢Dr. Marco Bunino, RDH Silvia Gherlone和Alessandra Rosseto的鼎力支持。

技工室程序

Francesco Cataldi － Master Dental Technican, Torino, Italy

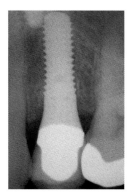

图22　最终修复体粘接固位后的根尖放射线片

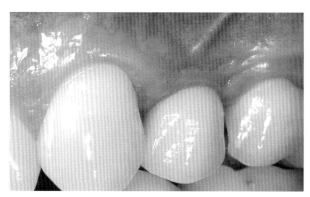

图23　临时修复体成形种植体周围软组织3周之后，戴入最终修复体

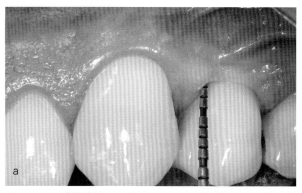

图24a，b　种植体植入1.5年之后。近中和颊侧探诊显示健康的种植体周围组织

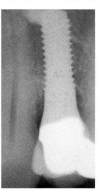

图25　1.5年随访时的放射线片

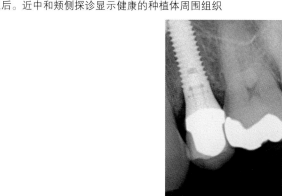

图26　3年随访时的放射线片，证实稳定的种植体周围骨组织

早期（Ⅲ型）种植

4.11　上颌侧切牙位点的早期种植

G. O. Gallucci

女性患者，于2003年秋转诊到日内瓦大学牙学院治疗外伤折断的上颌左侧侧切牙。患者在家中摔倒，上颌前牙撞到暖气片上。

事故发生1周之后，初诊检查显示患者全身状况良好，没有疼痛／不适，临床／放射线检查未见炎症（图1）。上唇左侧肿胀，局部有中等大小的血肿。

临床检查发现上颌左侧侧切牙解剖牙冠从颈1/3处横行折断。此外，有纵折线向釉牙骨质界延伸，这就要求我们全面评估患牙的修复方案（图1a）。

放射线片检查显示，纵折线从牙颈部一直延伸到根尖1/3处。从影像学角度来看，周围的牙槽骨结构未见丧失（图1b）。

鉴于计划拔除患牙，本病例需要特别注意前上颌的解剖结构（图1c）。表1为基于患者全身、口内以及局部状况的美学风险因素评估。

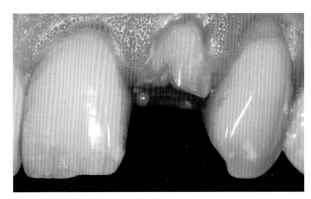

图1a　折断的上颌侧切牙近距离观，显示患者初诊时状况。唇侧面近中可见纵折线

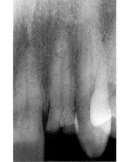

图1b　初诊时放射线片状况：根尖放射线片显示患牙釉牙骨质界处的纵折线；在根尖区观察到其他3条发自根管的斜行折断线／裂缝

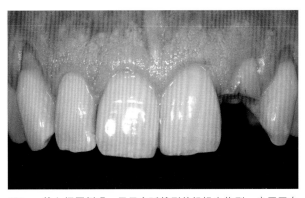

图1c　前上颌唇侧观，显示高弧线形的组织生物型，尖牙区有中度牙龈退缩

表1 患者的美学风险评估（ERA）表，显示上颌左侧侧切牙的种植修复为中度美学风险

美学风险因素	低	中	高
健康状态	健康，免疫功能正常		免疫功能低下
吸烟习惯	不吸烟	少量吸烟（＜10支／天）	大量吸烟（＞10支／天）
患者的美学期望值	低	中	高
唇线	低位	中位	高位
牙龈生物型	低弧线形，厚龈生物型	中弧线形，中厚龈生物型	高弧线形，薄龈生物型
牙冠形态	方圆形		尖圆形
位点感染情况	无	慢性	急性
邻面牙槽嵴高度	到接触点≤5mm	到接触点5.5～6.5mm	到接触点≥7mm
邻牙修复状态	无修复体		有修复体
缺牙间隙的宽度	单颗牙（≥7mm）	单颗牙（＜7mm）	两颗牙或两颗牙以上
软组织解剖	软组织完整		软组织缺损
牙槽嵴解剖	无骨缺损	水平向骨缺损	垂直向骨缺损

基于以下临床诊断依据，患者被归类为中度美学风险：全身健康状况良好，局部无感染，适度的邻面牙槽嵴高度，邻牙无修复体，缺牙间隙的解剖宽度合适，牙槽嵴完整。从解剖和种植修复角度来看，初始临床状况满意。然而，中度至高度美学风险因素与其他重要参数相关。笑线位于龈缘处，所以在龈缘平衡方面，要求最终修复体龈缘协调融入前上颌牙列。用诊断蜡型设计牙冠，卵圆形的牙冠形态和圆滑的转角非常重要（图1c）。解剖牙冠的切1/3至中1/3的形态有利于模拟，但在颈1/3的近远中径突然缩窄，在龈乳头退缩时，会导致开放的邻间隙。高弧线形的组织生物型对拔牙后软组织如何愈合提出了疑问。如同图1a和b所示，横行折断线平齐于相邻牙龈乳头切方的最高位置，距离颈缘弧线顶点的冠方约4mm处。这种情况会导致软组织缺损。另外，患者依从性好，希望修复的美学效果与天然牙尽可能接近。

基于以上诊断因素和患者的高美学要求，决定为该病例实行前上颌的单颗牙早期（Ⅲ型）种植（见第2.2.1节），允许拔除患牙之后、种植体植入之前获得软组织愈合和初步骨愈合。该方案，软组织愈合方式不会危害将来的种植体周围软组织形态，但会影响种植体的植入方式。

不翻瓣仔细拔除患牙（图2a）。数个牙根碎片有利于拔除患牙。上颌侧切牙是唯一受到撞击的牙齿，如此大的力量集中在一点，导致牙根折断为5块（图2b）。

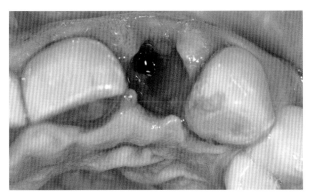

图2a　拔牙后的殆面观，牙槽窝骨壁完整

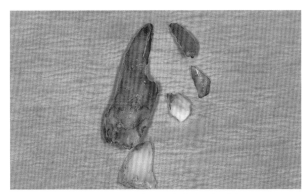

图2b　牙齿拔出后的碎片，拔牙时未进行牙根分段

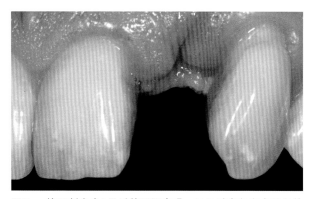

图3a 拔牙创愈合6周后的近距离观。显示垂直向和水平向的瘢痕组织，或许是这种牙龈生物型的特殊愈合方式

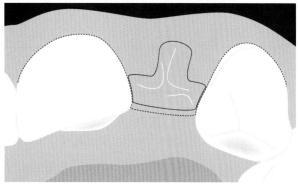

图3b 示意图表示垂直向与水平向瘢痕线（蓝色线）的位置，与设计手术切口（红色虚线）有关

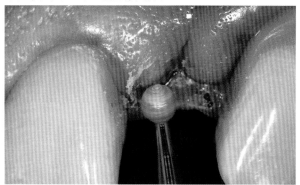

图4a 使用金刚砂钻，显示瘢痕区的去上皮磨削

拔牙时，未使用牙槽嵴保存技术和结缔组织移植。愈合阶段，患者戴用可摘过渡义齿。6周的自然愈合之后，进行再评估。

患牙拔除6周之后，软组织完全覆盖拔牙创。如同图3a和b所示，唇侧中央和嵴顶中央可见清晰的垂直向和水平向线形瘢痕。拔牙创愈合之后，明显可见软组织缺损。

虽然暂时没有看到明显的骨缺损，但软组织的不规则愈合会影响种植体植入时设计切口位置（图3b）。

种植体植入之前，分两阶段施行牙周修整术来改善目前的软组织状况。拔除患牙8周之后，局部浸润麻醉下，用金刚砂钻对瘢痕区进行去上皮处理（图4a）。唇侧中部处理后的出血区形成无瘢痕性初期愈合（图4b，c）。

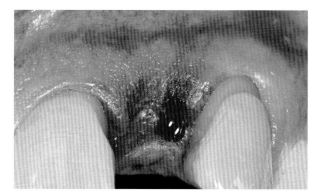

图4b 拔牙位点去上皮后形成出血区

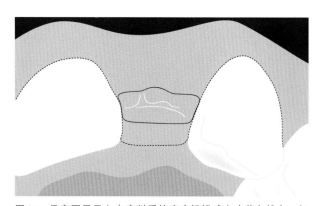

图4c 示意图显示上皮磨削后的瘢痕组织减少（蓝色线），红色虚线表示种植体植入时的拟切口位置

拔除患牙12周之后，进行结缔组织移植增加软组织量，并去除剩余瘢痕组织（图5）。

做牙槽嵴顶切口，然后做2颗邻牙的沟内切口，向缺牙间隙的近中和远中剥离（图5a）。

选择前磨牙区腭部的外侧为切取移植瓣的供区，移植的结缔组织尺寸与受区相匹配。切取的移植组织，保留少量的全厚瓣（含上皮的结缔组织），用于修复牙槽嵴顶剩余的瘢痕组织（图5b）。

用根方牵引缝线滑动移植组织瓣，使结缔组织部分位于牙槽嵴骨面与缺牙区的黏膜之间，全厚部分处于嵴顶（图5c，d）。然后，用间断缝合固定移植的组织瓣。软组织移植之后，保持位点无干扰愈合1个月。

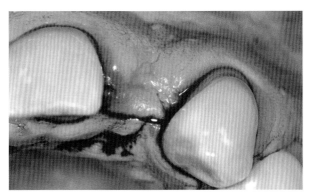

图5a　软组织成形的切口设计

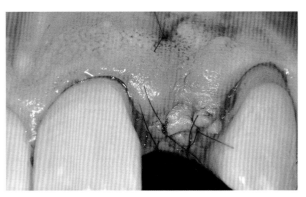

图5c　移植区的唇侧观。缺牙区的单针缝线用于冠根向固定结缔组织瓣

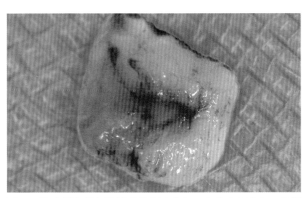

图5b　取自腭部外侧的结缔组织（黄色，有出血部分）。保留2mm宽的全厚瓣（含上皮的结缔组织）用来修复瘢痕组织（灰粉色，无出血部分）

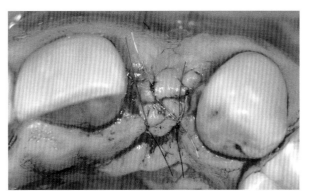

图5d　移植区的船面观。全厚瓣取代瘢痕组织，间断缝合固定

种植体植入时，如图6a～d 所示，骨量理想、软组织外观健康、组织量充沛。

按照美学区种植原则，植入种植体。选择Straumann窄颈种植体（体部直径3.3mm、长度12mm、窄颈修复肩台3.5mm）。在上颌侧切牙位点，推荐选用窄直径种植体。因为上颌侧切牙的近远中径较窄，窄径种植体允许在这一特殊区域形成恰当的修复体穿龈轮廓（图6e，f）。

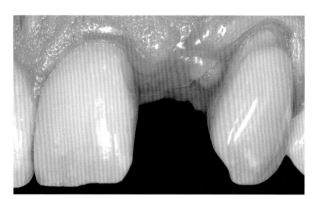

图6a　移植区愈合后的唇侧观

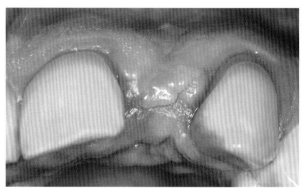

图6b　软组织成形后的牙槽嵴外形轮廓

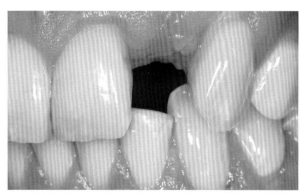

图6c　咬合时的唇侧观，显示缺牙区软组织理想的垂直向高度

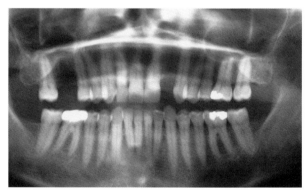

图6d　种植体植入前的曲面体层放射线片确认理想的骨量

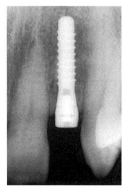

图6e　长度12mm的窄颈种植体，安放带斜面的愈合帽，半潜入式愈合

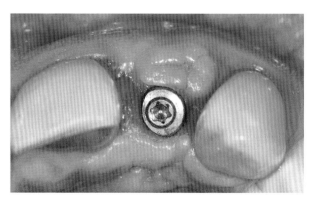

图6f　种植体植入4周之后，种植体周围软组织和获得改善的牙槽嵴外形轮廓

种植体植入4周之后，戴入螺丝固位的临时修复体（图7a，图7c）。临时修复体是在技工室用螺丝固位钛基台制作的。钛基台喷砂处理、用遮色层遮盖金属色。与常规应用丙烯酸树脂的临时修复技术不同，制作此临时修复体时采用了复合树脂材料。分层应用复合树脂材料，模拟牙本质与釉质的天然结构。临时修复体外形源自诊断蜡型上的硅橡胶模板，它尤其注重临时修复体的颈部轮廓（图7b，图7d）。通过根尖放射线片评估临时修复体的边缘密合性（图7e）。

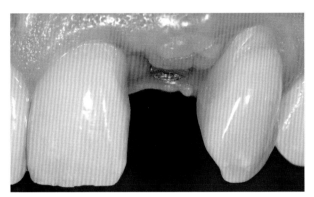

图7a　戴入螺丝固位的临时修复体之前，种植体周围软组织的临床状况

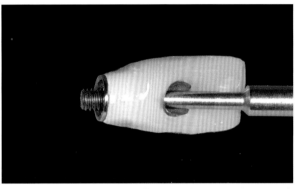

图7b　临时修复体的腭侧观，螺丝通道位于冠的舌侧中央，表明理想的种植体方向

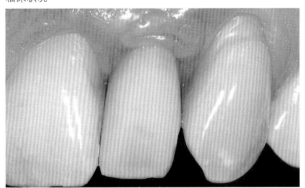

图7c　戴入临时修复体1周后的临床状况

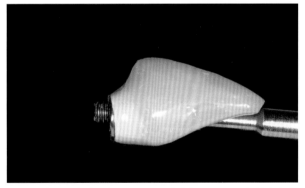

图7d　临时修复体的侧面观，从颈部侧面可显示理想的穿龈轮廓，颈部轮廓在种植体周围软组织成形／维持方面起重要作用

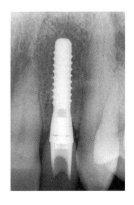

图7e　戴入临时修复体后的根尖放射线片

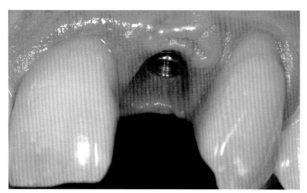

图7f　制取终印模时的种植体周围软组织状况。在终印模前要理想地获得所期望的颈部轮廓

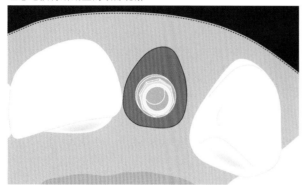

图7g　示意图示戴入临时修复体后的软组织成形（深蓝色）和理想的牙槽嵴轮廓（红色）

从技术角度来看，与丙烯酸树脂材料相比，复合材料提供更为光洁的表面，显著减少菌斑聚集，在种植体周围软组织成形中起重要作用（图7f，g）。

获得种植体周围软组织理想外形之后，制取种植体水平的开窗式印模。灌制带有种植体替代体的石膏工作模型，制作螺丝固位的种植体支持的金属烤瓷修复体。

首先，用预成金基台铸造基底。然后，用分层技术堆瓷。第一次焙烧之后，对该烤瓷冠所选择的基底色进行临床评估，从而在最终饰瓷前得出更详尽的颜色特征。

在最后完成和上釉之前，试戴种植体支持的最终金属烤瓷修复体，评估色泽和形态。最终修复体色泽满意，但与临时修复体在形态上略有差异（图8）。

从技术观点来看，想要在初次试戴时就准确复制临时修复体的形态，通常具有相当的挑战性和难度。所以，最终修复体完成前的临床评估是必要的。与对侧同名牙相比最终修复体的颈部轮廓略微过于圆钝（图8a，b）。与临时修复体相比，也是相同的结果（图8c）。医生与技工以团队的方式，从临床角度评估这种差异，为了改进形态和完成制作，最终修复体再次返回技工室。

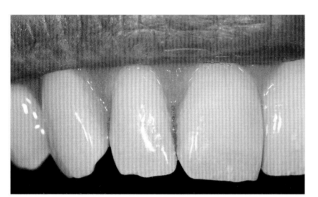

图8a　与对侧美学比较，龈缘与笑线关系的临床表现

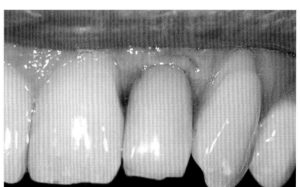

图8b　试戴种植体支持的修复体时，显示穿龈轮廓的轻度差异，直接影响到种植体周围软组织

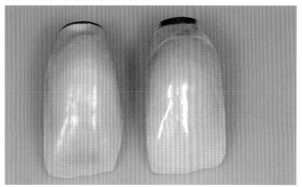

图8c　修复体形态影响了穿龈轮廓，左侧为临时修复体，右侧为最终修复体

技工室调改和完成之后，戴入螺丝固位的种植修复体（图9a，b）。

戴入最终修复体时，种植体周围软组织健康，结构理想（图9c，d）。这种理想的状况主要依赖于充足的骨量和种植体植入前的软组织成形。

随访时的放射线检查，观察到已经发生了正常的骨改建，但附着于邻牙的邻面牙槽嵴高度无变化。这对龈乳头的保存极其重要，尤其对高弧线形组织生物型的病例。

以15N·cm的扭矩拧紧螺丝固位的最终修复体，螺丝通道用临时复合树脂封闭，方便再次拆卸修复体。

1年和3年的随访，种植体周围软组织仍然保持稳定，保证了长期的美学效果（图10，图11）。

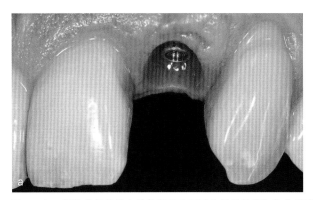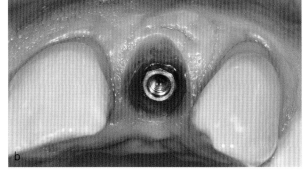

图9a，b　最终修复体戴入前的种植体周围软组织轮廓和临床状况，唇侧观与𬌗面观

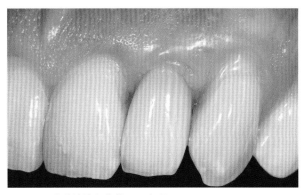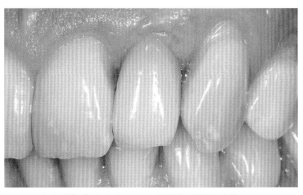

图9c　最终种植修复体的近距离观

图9d　咬合时的临床表现，显示美学协调的最终效果

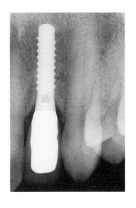

图9e　戴入最终修复体后的放射线片评估，邻牙的邻面牙槽嵴高度无变化，从而保证了理想的龈乳头

致谢

牙周程序

Dr. Nicola Roehrich – Department of Periodontology,
University of Geneva, Switzerland

技工室程序

Dominique Vinci – CDT, Geneva, Switzerland

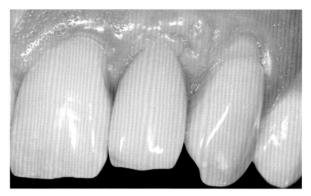

图10a　1年后随访时，修复体的近距离观

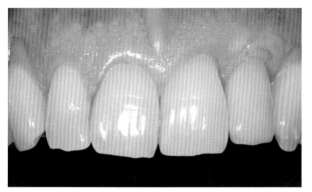

图10b　1年后随访时，种植修复体美学融入前上颌

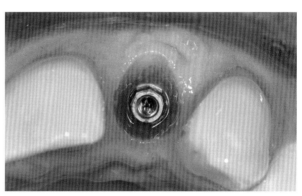

图10c　1年后随访时，恒定的种植体穿龈轮廓

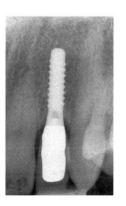

图11a　3年后随访时的放射线片

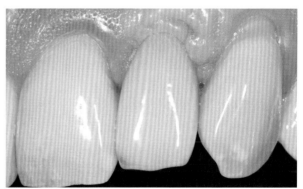

图11b　3年后随访时的近距离观

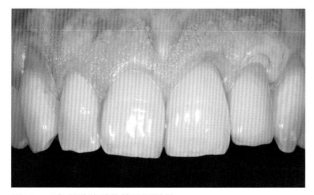

图11c　3年后随访时的前牙唇侧观

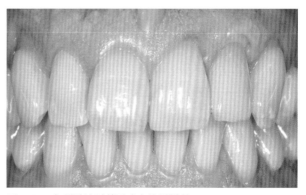

图11d　3年后随访时前牙咬合的唇侧观

4.12   上颌左侧第一前磨牙位点的早期种植

Y. Nakajima

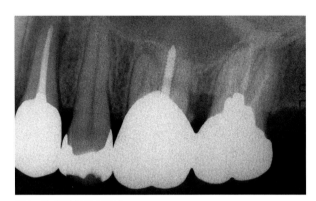

图1   治疗前的放射线片

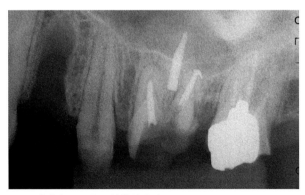

图2   拔除患牙后的即刻放射线片

51岁女性患者，主诉咬合疼痛，转诊到本诊所进行会诊和治疗。患者无影响治疗效果的系统性疾病史，不吸烟（图1）。

上颌左侧第一前磨牙因10年前的龋病曾在其他诊所进行牙髓治疗和冠修复。

治疗前放射线片显示患牙根折，并伴有明显骨吸收（图2）。牙周探诊深度8mm。必须拔除患牙。

微创拔除患牙，发现拔牙窝的颊侧骨壁存在骨裂开。

基于患者对所有牙病全面治疗的愿望，提出了相应的治疗计划。

完成牙周治疗之后，整个牙列的牙周状况得到改善，探诊深度＜3mm、探诊无出血。因为邻近的第二前磨牙和第一磨牙已经是冠修复，所以建议患者采取左侧第一磨牙悬臂固定修复体，或左侧尖牙到第一磨牙的长桥固定修复体（FDP）。但是，患者考虑到悬臂固定修复体的预后和对天然尖牙的损伤，拒绝了FDP，而要求在第一前磨牙位点种植修复。患者美学要求高。

由于中位唇线，美学风险表显示为中度美学风险。组织生物型为中弧线形、中厚龈生物型，牙冠形态为方圆形。相邻的尖牙为天然牙，第二前磨牙已经修复，2颗牙的探诊深度均小于3mm、无龈缘退缩。近远中间隙是8mm，足以植入种植体（图3）。𬌗面观显示第一磨牙位点的颊侧轻度萎缩（图4）。拔牙3个月后的放射线检查显示，既无邻牙周围骨吸收，也没有位点的垂直向骨量不足（图5）。

根据放射线片所见，新骨充填了拔牙位点的2/3，能够提供获得初始稳定性的良好支持。

基于对风险因素的分析和考虑到存在软组织退缩和患者的期望，患者被归类为中度至高度美学风险病例（表1）。

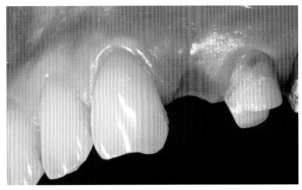

图3　拔牙3个月时的临床状态。拔牙位点近中和远中的龈乳头高度无变化

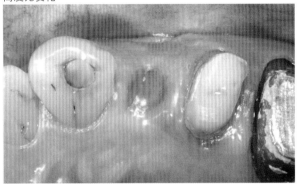

图4　拔牙3个月时的临床状态，第一前磨牙的颊侧存在萎缩

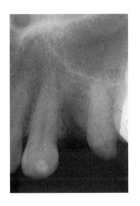

图5　拔牙3个月时的根尖放射线片

表1　患者的美学风险评估（ERA）表，显示上颌左侧第一前磨牙的种植修复为中度至高度美学风险

美学风险因素	低	中	高
健康状态	健康，免疫功能正常		免疫功能低下
吸烟习惯	不吸烟	少量吸烟 （＜10支／天）	大量吸烟 （＞10支／天）
患者的美学期望值	低	中	高
唇线	低位	中位	高位
牙龈生物型	低弧线形， 厚龈生物型	中弧线形， 中厚龈生物型	高弧线形， 薄龈生物型
牙冠形态	方圆形		尖圆形
位点感染情况	无	慢性	急性
邻面牙槽嵴高度	到接触点≤5mm	到接触点5.5～6.5mm	到接触点≥7mm
邻牙修复状态	无修复体		有修复体
缺牙间隙的宽度	单颗牙（≥7mm）	单颗牙（＜7mm）	两颗牙或两颗牙以上
软组织解剖	软组织完整		软组织缺损
牙槽嵴解剖	无骨缺损	水平向骨缺损	垂直向骨缺损

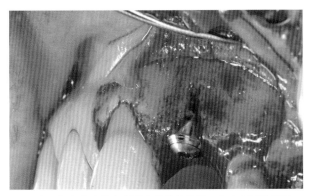

图6 在冠根向安全带内理想的种植体位置。存在唇侧骨裂开

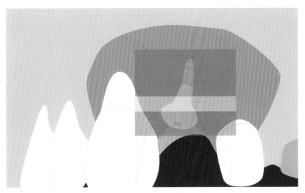

图7 理想的冠根向种植体位置

　　由于拔牙时存在明显的骨缺损，应用早期（Ⅲ型）种植方案，以获得良好的种植体初始稳定性（Hämmerle等，2004）。因此，治疗计划为维持3个月的拔牙窝愈合期，并通过放射线检查确定所需的骨再生之后，植入种植体。再者，在拔除患牙后检查时发现了需要骨增量治疗的颊侧骨裂开。为了保证骨再生，又能够满足患者不使用任何骨代用材料的要求，计划使用不可吸收性膜进行引导骨再生（GBR）和植入种植体。软组织缺损的治疗，是在去除不可吸收性膜时同期软组织移植。

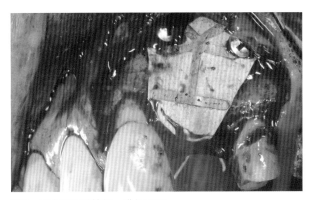

图8 屏障膜覆盖缺损，进行GBR

　　第一前磨牙位点的颊侧翻全厚瓣之后，在冠根向安全带内植入Straumann锥形柱状种植体（体部直径4.1mm、长度10mm、常规颈修复肩台4.8mm）。为了获得充分的种植体初始稳定性，未能避免种植体的颊向倾斜（图6，图7）。种植体植入之后，在颊侧骨裂开的表面覆盖钛加强e-PTFE（膨体聚四氟乙烯）膜，为GBR提供充分的空间。没有使用骨代用材料。用两颗螺钉（Memfix Screw）固定膜（图8）。做黏骨膜瓣松弛切口之后，获得无张力的初期创口关闭（使用Gore-Tex CV5 holding sutures和6-0 nylon closing sutures）（图9）。

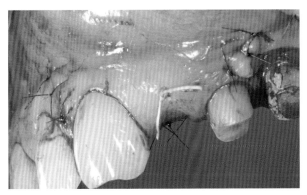

图9 无张力创口关闭

　　成功植入种植体，没有进行上颌窦底冲顶，未累及邻牙牙根（图10）。

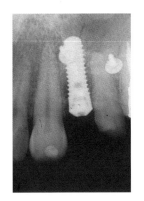

图10 术后立刻拍摄的放射线片。种植体没有侵犯邻牙牙根或上颌窦底

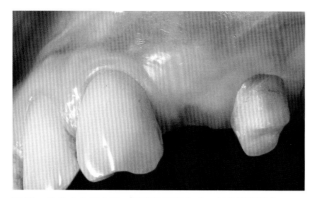

图11　愈合 6 个月之后，健康的GBR位点，无并发症征象

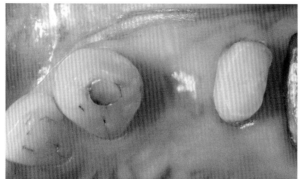

图12　软组织退缩消失，归功于充分的再生

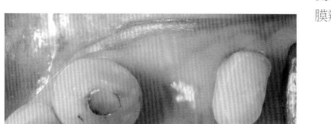

图13　种植体颈部周围的骨缺损消失，尖牙与种植体之间为板层骨

预测将来种植修复体的龈缘位置，作为种植体肩台理想位置的参考。

在6个月的愈合过程中，未发生并发症（图11）。6个月时，获得了足量的软组织再生（图12）。放射线片显示种植体周围没有骨缺损（图13）。在近中未做垂直切口的情况下翻全厚瓣，取出屏障膜。可见足量再生的软组织状况良好，没有感染征象（图14）。为了进一步增量，从位点的腭侧切取软组织，移植到颊侧（图15）。再次做黏骨膜瓣的松弛切口，无张力关闭创口（图16）。

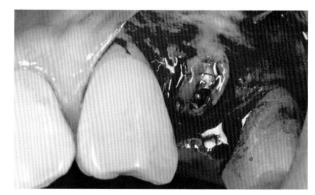

图14　取出屏障膜后的临床状态

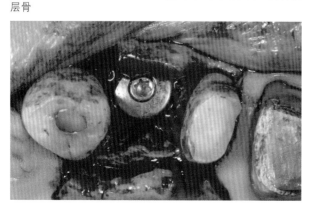

图15　翻开腭侧瓣，切取软组织

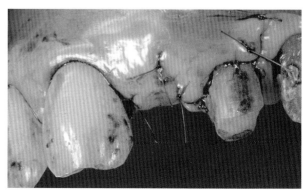

图16　切取的软组织移植到颊侧，无张力创口关闭

取出屏障膜之后，可见再生组织呈白色、无感染征象。在种植体颊侧有足量的再生组织。近中未做垂直向切口，确保美学效果。

软组织愈合2个月之后，少量切除种植体表面牙龈，在种植体上安放愈合帽。临时修复种植体，软组织进一步成熟。螺丝固位的丙烯酸临时修复体戴入种植体。由于种植体长轴颊向倾斜，在修复体颊侧可见螺丝通道（图17）。软组织成形3个月之后，制作与理想临时修复体相匹配的个性化印模帽，制取最终修复印模（图18～图20）。当种植体肩台位于龈下较深位置时，通过放射线检查确认印模帽的正确就位非常重要（图21）。

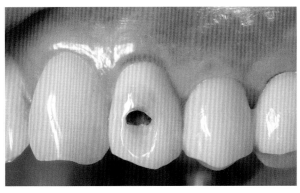

图17　螺丝固位的临时修复体。由于种植体颊向倾斜，可见到螺丝通道

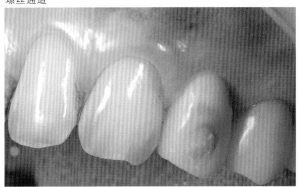

图18　戴入临时修复体3个月后的临床状态。有利的美学状态，具有充足的牙间乳头和颊侧龈缘高度

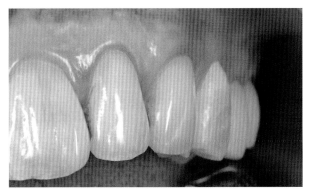

图19　戴入临时修复体3个月后的临床状态。颊侧存在足量的再生性软组织

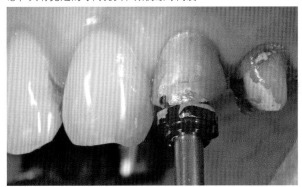

图20　用个性化印模帽制取最终修复体印模

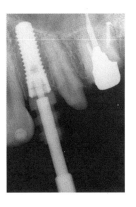

图21　放射线检查确认印模帽正确就位

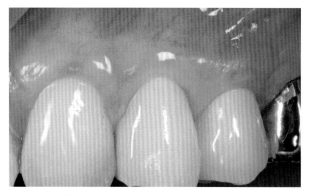

图22　2年随访时的临床状态

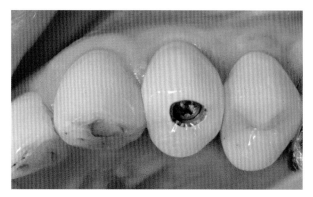

图23　螺丝固位修复体的殆面观

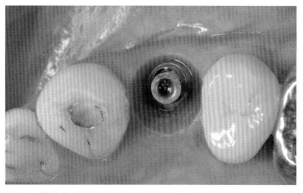

图24　种植体周围软组织无炎性征象，良好地维持了颊侧软组织量

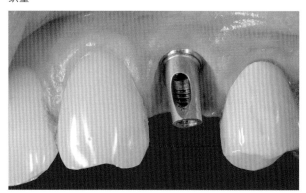

图25　稳定的牙间乳头和颊侧黏膜

制作最终种植修复体之后，八角角度基台补偿了种植体的倾斜，螺丝固位金属烤瓷修复体。当种植体肩台位于龈下3mm或超过3mm时，建议使用螺丝固位的上部结构。

按照种植体维护计划，患者每隔3个月复诊1次。术后24个月，美学状态是有利的：良好的维持了牙间乳头和颊侧龈缘的高度、稳定的颊侧软组织量。种植体周围探诊深度（PPD）为4mm，探诊时无出血、无溢脓、无放射线骨缺损征象，无种植体松动。没有发现生物和机械并发症（图22～图26）。锥束CT（CBCT）检查，确认维持了充足的颊侧骨量。

致谢

技工室程序
Masatoshi Hotta − DT, Dental Craft Bloom

口腔卫生士
Yuki Seki − DH, Nakajima Dental Clinic

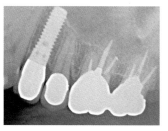

图26　术后2年的放射线片。种植体周围没有骨吸收征象、骨量充足，与邻牙之间为清晰的板层骨

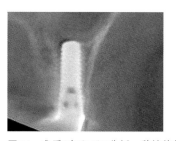

图27　术后2年CBCT分析。种植体颊侧充足的骨组织高度和厚度

延期（Ⅳ型）种植

4.13　上颌左侧中切牙位点的延期种植

Y. Nakajima

30岁女性患者，因缺失上颌左侧中切牙转来会诊及治疗。因为严重的根尖感染，上颌左侧中切牙2个月前被另一家诊所拔除，并将丙烯酸树脂牙粘接在邻牙上（图1）。患者期望种植治疗，避免损伤天然邻牙。

患者无任何全身性疾病史。大量吸烟，全口患有中度到重度牙周炎。基础治疗之后，牙周袋探诊深度<4mm，拔牙位点近中和远中的牙龈乳头高度降低，并可观察到整体的牙龈退缩。

患者对种植治疗的美学效果抱以很高期望。在得到知情同意之前，向患者清楚解释了重建龈乳头的困难。尽最大努力保证唇侧的软组织量。

治疗前放射线片清晰可见上颌左侧中切牙拔牙窝根尖区的大量骨缺损（图2）。

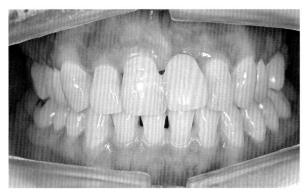

图1　牙龈高度因牙周病而受到影响

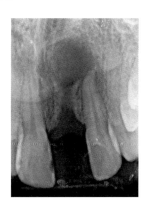

图2　治疗前放射线片显示上颌左侧中切牙拔牙位点根尖区的大量骨缺损

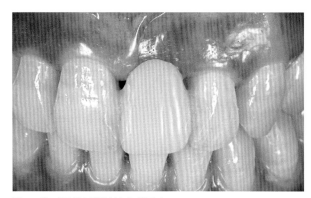

图3　临时冠用树脂粘接在邻牙上

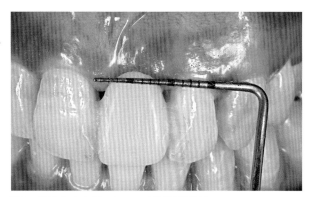

图4　拔牙位点宽度 > 9mm，足以进行种植

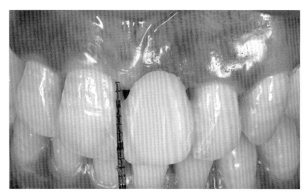

图5　由于重度牙周炎，2颗上颌中切牙附着丧失

邻牙完整，天然牙的探诊深度 < 3mm，可见到拔牙位点近中和远中龈乳头退缩（图3）。

种植位点近远中向宽度为10mm，足以进行种植体植入（图4）。上颌左侧中切牙位点近中和远中龈乳头退缩约2mm（图5）。

基于风险因素分析和对软组织缺损的考量，结合患者的高美学期望值，该病例被归类为高度美学风险（表1）。

表1　患者的美学风险评估（ERA）表，显示上颌左侧中切牙的种植修复为高度美学风险

美学风险因素	低	中	高
健康状态	健康，免疫功能正常		免疫功能低下
吸烟习惯	不吸烟	少量吸烟（＜10支／天）	大量吸烟（＞10支／天）
患者的美学期望值	低	中	高
唇线	低位	中位	高位
牙龈生物型	低弧线形，厚龈生物型	中弧线形，中厚龈生物型	高弧线形，薄龈生物型
牙冠形态	方圆形		尖圆形
位点感染情况	无	慢性	急性
邻面牙槽嵴高度	到接触点≤5mm	到接触点5.5～6.5mm	到接触点≥7mm
邻牙修复状态	无修复体		有修复体
缺牙间隙的宽度	单颗牙（≥7mm）	单颗牙（＜7mm）	两颗牙或两颗牙以上
软组织解剖	软组织完整		软组织缺损
牙槽嵴解剖	无骨缺损	水平向骨缺损	垂直向骨缺损

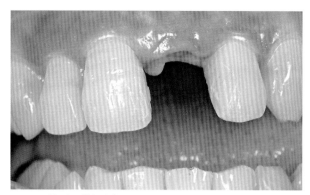

图6 弧线形、薄龈生物型

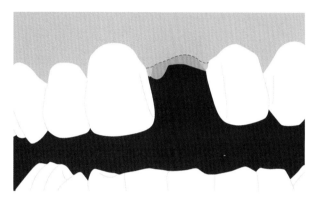

图7 如图6所示2颗邻牙近中龈乳头高度降低

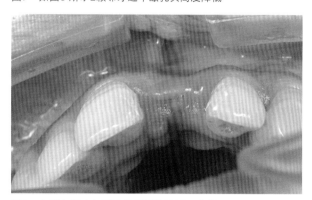

图8 上颌左侧中切牙区的唇侧骨弓呈凹陷状

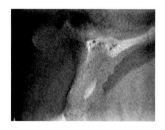

图9 CBCT进行术前评价。可见牙髓疾病造成拔牙窝骨壁和未来种植位点的根尖区骨破坏

为了处理拔牙位点的严重骨缺损，最初计划早期（Ⅲ型）种植（Hämmerle等，2004）。拔牙后3个月的情况显示拔牙位点近中和远中龈乳头退缩，为薄龈生物型（图6，图7）。唇侧软组织退缩在殆面观很明显（图8）。

锥束CT（CBCT）分析显示骨缺损穿透了腭侧，种植治疗具有严重风险性。因此，应患者要求避免使用骨代用材料同时又不削弱治疗效果，计划第一步用不可吸收性膜和自体骨移植进行引导骨再生（GBR）。种植体植入将推迟6个月，同期软组织移植。

于上颌左侧中切牙位点唇侧翻全厚瓣，在缺损表面植入钛加强e-PTFE（膨体聚四氟乙烯）膜保护空间，其内充填从下颌升支得到的自体骨碎屑。用螺钉（Memfix）固定膜（图10，图11）。

在黏骨膜瓣上做松弛切口后，用缝线获得无张力下初期关闭创口（图12）。术后CBCT图像显示唇侧的GBR成功。

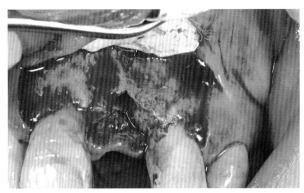

图10 自体骨碎屑置于拔牙窝表面，并用钛加强的e-PTFE膜固定

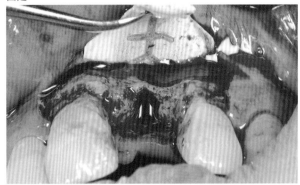

图11 窄牙槽嵴需要骨增量以获得良好的美学效果

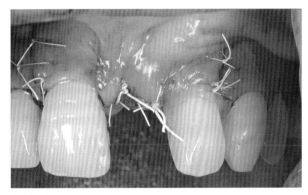

图12 无张力关闭创口

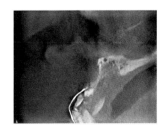

图13 GBR后的CBCT图像

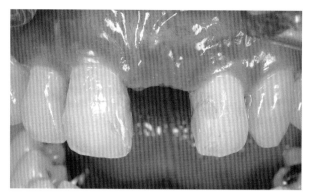

图14 增量组织成功愈合，没有并发症

6个月的愈合期内未发生任何并发症（图14）。最后，获得了充足的再生性软组织量（图15）。CBCT图像证实，获得了满意的唇侧骨再生（图16）。为了取出膜，在未做近中垂直切口情况下翻全厚瓣，仔细取出膜和固定螺钉（图17）。发现充分的再生组织量，且没有任何感染征象（图18）。

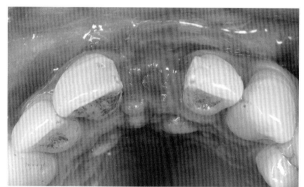

图15 为了良好的美学效果，牙槽嵴增量

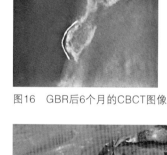

图16 GBR后6个月的CBCT图像

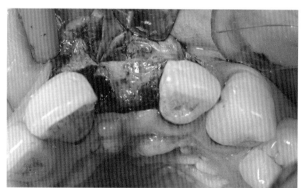

图17 从再生组织表面仔细取出e-PTFE膜

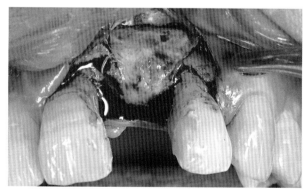

图18 唇侧充分的组织再生

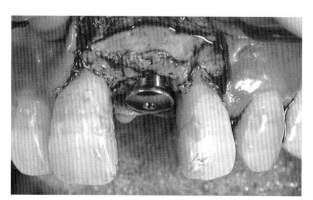

图19 带有愈合帽的TE种植体，处于理想的三维位置

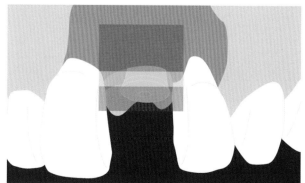

图20 种植体理想的冠根向位置

在安全区内植入Straumann TE种植体（体部直径3.3mm、长度12mm、常规颈修复肩台4.8mm），安放1.5mm高的愈合帽支撑软组织外形（图19～图22）。为了增加唇侧黏膜厚度和龈乳头高度，从腭侧转移带蒂瓣，旋转并缝合在唇侧瓣的内侧（图23）。再次在唇侧瓣做黏骨膜松弛切口，无张力关闭创口（图24）。

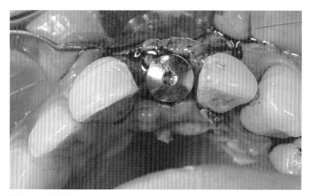

图21 骀面观

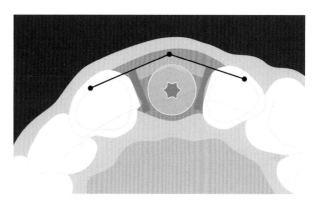

图22 种植体理想的唇舌向及近远中向位置。种植修复体的理想穿龈轮廓、种植体肩台和邻牙牙根之间的距离用于确定理想的种植体位置

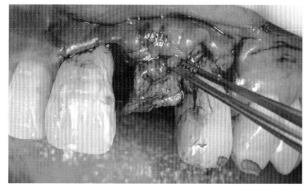

图23 旋转腭侧瓣覆盖种植体，进行软组织增量

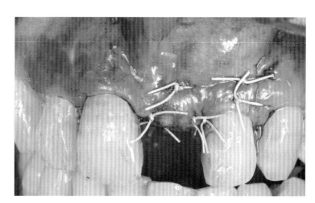

图24 无张力关闭创口

未来种植修复体的软组织边缘作为理想种植体肩台位置的参考。

手术2个月之后，环种植体肩台进行少量黏膜切除，更换了更高的愈合帽。6周之后，取印模并制作螺丝固位的丙烯酸树脂临时修复体（图25，图26）。临时修复体用螺丝固位在种植体上。过渡带外形理想，在戴入临时修复体时局部发白，几分钟内消失（图27）。放射线片证实临时修复正确就位，这在种植体肩台位于龈下时特别重要（图28）。

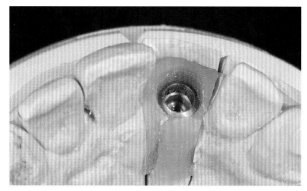

图25　制作临时修复体的工作模型

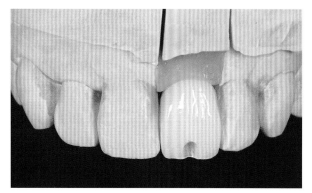

图26　在工作模型上的螺丝固位临时修复体

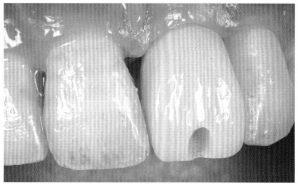

图27　种植体上刚刚戴入的临时修复体，黏膜轻度发白

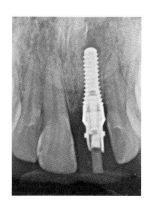

图28　根尖放射线片证实临时修复体在种植体肩台上正确就位

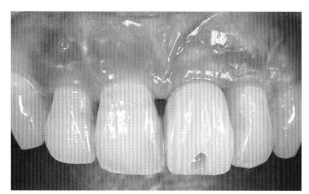

图29　3个月后仍然戴用的临时修复体

软组织继续成熟3个月后的软组织形态（图29）。和术后1个月时比较，愈合3个月后的种植体周围软组织有很大改善（图30，图31）。但是，右侧中切牙近中的龈乳头再生未达到接触点，所以为右侧中切牙制作瓷贴面（图32）。用临时修复体制作的个性化印模帽制取终印模（图33，图34）。制作上颌右侧中切牙全瓷贴面，在CAD/CAM 氧化锆基底上饰瓷制作左侧中切牙位点的全瓷修复体（图35）。因为种植体周围龈沟深度＜3mm，且种植体长轴稍微唇倾，选择粘接固位的上部结构。通过隐匿"黑三角"的处理，最终修复体可以提供良好的美学效果（图36）。

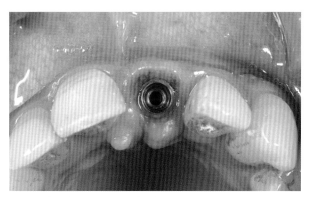

图30　临时修复1个月后的临床状态

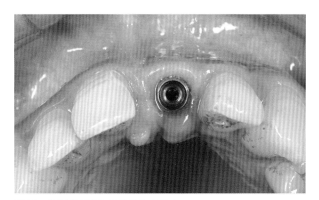

图31　临时修复3个月后的临床状态

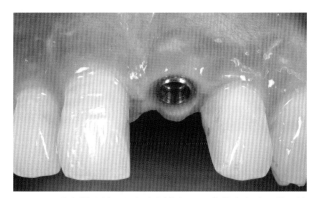

图32　取终印模之前，上颌右侧中切牙近中做全瓷贴面的牙体预备

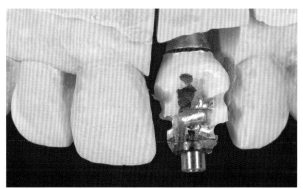

图33　为终印模制作的个性化印模帽

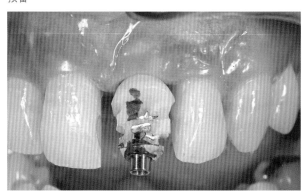

图34　个性化印模帽安放在种植体上

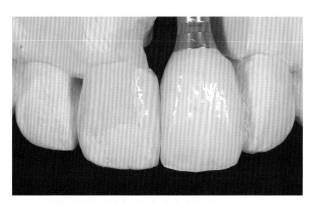

图35　在模型上的最终全瓷修复体和全瓷贴面

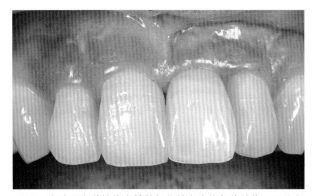

图36　瓷贴面和种植体支持的氧化锆全瓷修复体就位。因为龈沟很浅可以完全去除种植体周围残留的所有粘接剂，粘接固位最终全瓷修复体

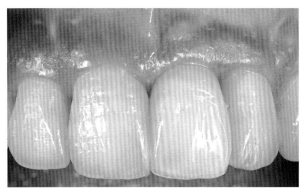

图37　1年后复诊的唇侧观

按照种植体维护计划，每3个月复诊一次。手术1年之后，美学效果仍然满意，唇侧龈缘和牙间乳头的高度以及唇侧软组织量都得到了良好的保持。种植体周围的情况包括：探诊深度3mm、无探诊出血、无溢脓，放射线片无骨缺损征象，种植体无松动。既无生理性也无机械性并发症（图37，图38）。

CBCT 分析证实唇侧骨量充足（图39）。

致谢

技工室程序
Isamu Saitou － DT，IS Dental

牙科保健师
Yuki Seki － DH，Nakajima Dental Clinic

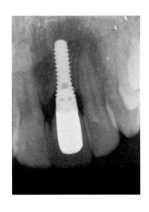

图38　1年复诊时的放射线片

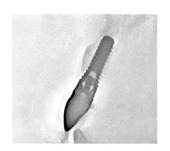

图39　1年复诊时的CBCT图像。唇侧和根尖区骨量充足

4.14 上颌左侧中切牙位点的不翻瓣延期种植

A. Sclar

39岁男性患者，主诉上颌左侧中切牙不适，并且牙龈变色。患者身体健康，不吸烟。

患者口腔疾病既往史值得注意：上颌左侧中切牙13岁时因为运动意外导致外伤性牙折。最初的牙科治疗包括牙髓治疗和全冠修复。患者5年后出现症状，由于牙齿结构破坏导致牙冠松动。再次进行牙髓治疗，行根尖手术，并用桩冠修复。此后的20年都没有出现症状，直到患者觉察到逐步加重的慢性疼痛。此前12个月中，疼痛特征为进行性加重，伴有牙龈组织的疼痛和变色，以及间断性龈沟出血。曾两次应用全身抗生素治疗，仅在短期缓解了症状。症状、体征和临床过程都表明上颌左侧中切牙牙折并伴有轻度慢性炎症或感染过程。

临床检查显示以下重要方面（图1）：高位笑线、上颌中切牙的牙龈明显暴露，上颌左侧中切牙周围牙龈组织变色，唇侧及腭侧探诊深度4.0mm，唇侧中央探诊深度>7mm，并伴有不适感和出血及松动，叩诊牙根有松动，与排列不齐的下颌切牙平面有轻度前伸殆接触。

相邻的右侧中切牙和左侧侧切牙完整，没有修复体，牙周健康，探诊深度≤3mm。根尖放射线片显示左侧中切牙和侧切牙之间的牙槽嵴轻度吸收（图2），龈乳头与对侧同名龈乳头相比较短。所有其他邻牙之间的牙槽嵴均完整，上颌左侧中切牙和两侧邻牙接触点根方到牙槽嵴顶之间的距离均≤5mm。

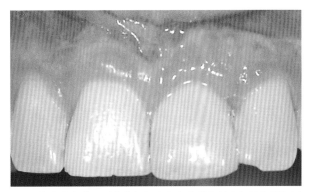

图1　临床治疗前记录的软组织病变和上颌左侧中切牙和侧切牙之间变短的龈乳头

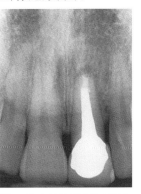

图2　治疗前的根尖放射线片

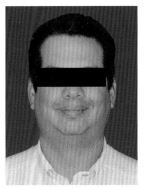

图3　患者害羞并抱有很高的美学期望，不愿意随意微笑

患者为中弧线形、薄龈生物型。牙冠形状微呈尖圆形。患者非常在意牙齿的美观，拒绝在治疗前拍照时随意微笑，他对上颌左侧中切牙修复体抱有高度美学期望（图3）。

表1　患者的美学风险评估（ERA）表，显示上颌左侧中切牙的种植修复为高度美学风险

美学风险因素	低	中	高
健康状态	健康，免疫功能正常		免疫功能低下
吸烟习惯	不吸烟	少量吸烟（＜10支/天）	大量吸烟（＞10支/天）
患者的美学期望值	低	中	高
唇线	低位	中位	高位
牙龈生物型	低弧线形，厚龈生物型	中弧线形，中厚龈生物型	高弧线形，薄龈生物型
牙冠形态	方圆形		尖圆形
位点感染情况	无	慢性	急性
邻面牙槽嵴高度	到接触点≤5mm	到接触点5.5～6.5mm	到接触点≥7mm
邻牙修复状态	无修复体		有修复体
缺牙间隙的宽度	单颗牙（≥7mm）	单颗牙（＜7mm）	两颗牙或两颗牙以上
软组织解剖	软组织完整		软组织缺损
牙槽嵴解剖	无骨缺损	水平向骨缺损	垂直向骨缺损

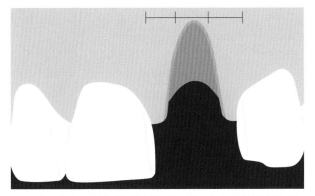

图4 拔牙位点唇侧有利型骨缺损并不影响相邻牙槽嵴的唇舌向宽度,并可以立即用膜辅助的位点保存技术进行修复

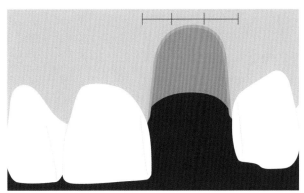

图5 唇侧不利型骨缺损对相邻牙槽嵴的唇舌向宽度具有负面影响。通常需要进行位点改进程序,以便在随后的种植手术中将种植体植入理想的三维位置

基于患者明确的口腔疾病既往史、上述临床检查结果和高美学期望值,此病例分类为高度美学风险(表1)。

此外,上颌左侧中切牙周围存在的局部病变提示,此病例适合进行延期种植(Sclar,1999)。因此,决定采取延期(Ⅳ型)种植方案,以期局部病变愈合(Hämmerle等,2004)。延期(Ⅳ型)种植的优点是牙槽嵴得到充足的初期愈合时间,并且在后续治疗阶段之前处理先前存在的累及缘龈的软组织病变。

另外,在临床检查中,根据唇侧探诊深度和透过唇侧软组织扪诊牙根动度的方式,高度疑似唇侧存在骨缺损,因此需要应用膜辅助的"不翻瓣"位点保存技术在拔牙同期修复缺损(Sclar,1999)。当骨缺损形态不会影响相邻天然牙的牙槽嵴唇舌向宽度时,在高度美学关注区可以早期运用这一技术成功修复拔牙位点的唇侧骨缺损。因此,将高度美学关注区的拔牙位点唇侧骨缺损分类为"有利型"和"不利型",依据是骨缺损的近远中向宽度和对相邻牙槽嵴唇舌向宽度的影响(Sclar,2003a)。当拔牙位点唇侧骨缺损的近远中宽度小于缺牙间隙的1/3,并且相邻的牙槽嵴在唇舌向完整时,将缺损分类为"有利型",因为可以在拔牙时进行膜辅助的位点保存技术,完全修复缺损(图4)。

因此对本病例,计划在拔牙同时进行膜辅助的"不翻瓣"位点保存技术修复疑似的唇侧骨缺损。

为了成功地修复唇侧骨缺损,应采用微创方式,以利于后续的种植体植入和预计进行的软组织缺损重建,尤其是存在慢性软组织炎性病变的薄龈生物型。除了可以保存位点的软组织和硬组织,此病例采用不翻瓣技术的另一个优点是,通过避免暴露相邻牙槽嵴,特别是与侧切牙相邻的变低的牙槽嵴,从而保存牙龈乳头外形轮廓。

然而,许多文献表明,当唇侧骨缺损没有影响到相邻的牙槽嵴唇舌向宽度时,在愈合的拔牙位点运用传统翻瓣技术进行种植体植入同期行引导骨再生(GBR),可以实现成功的美学效果。并由此可以在牙槽嵴范围内调整种植体的三维方向(Buser等,2004)。

相反,当在高度美学关注区拔牙后存在不利型唇侧骨缺损(至少达到缺牙区近远中径的2/3,对相邻的牙槽嵴唇舌向宽度造成不利影响)时(图5),除了膜辅助的位点保存技术,通常还需要在种植体植入前进行硬组织和软组织的位点改进治疗,以获得可接受的长期美学效果(Sclar,2003a,b)。

尽管如此,不论高度美学关注区拔牙位点唇侧是否存在不利型骨缺损,仍然推荐应用膜辅助的"不翻瓣"位点保存技术,因为可以防止软组织与下方的骨缺损粘连而简化后续位点改进过程,由此还维持了重建的软组织量。此外,只要种植位点周围牙列骨量严重不足且牙根表面大量暴露,就需要用正畸方法改进位点，或者在某些病例中拔除邻牙以防止发生破坏位点改进的并发症，达到最佳的美学效果（Sclar，2003b）。

会诊时，告知所有可能的治疗方案之后，患者理解需要根据拔牙时所见的唇侧骨缺损形态，和16周愈合期后的临床及放射线检查评价结果，确定最终的治疗程序。为拔牙和后续的种植体植入及同期软组织移植的治疗制作了一个局部义齿，带有经过修改的可以支持位点软组织结构的卵圆形桥体，作为过渡性临时义齿。

第二次就诊时，用牙周刀以不翻瓣技术仔细拔除上颌左侧中切牙。主要用牙周刀在牙齿的近中、远中和腭侧轻柔而小心地根向分离，以免在拔牙时破坏剩余的唇侧骨壁。用外科刮匙刮除拔牙窝内的所有肉芽组织。用0.12%氯己定溶液局部消毒并进一步搔刮拔牙窝，之后以大量无菌生理盐水冲洗。

检查拔牙窝后确认唇侧为有利型骨缺损，可以同期修复。观察到极佳的位点血供，自拔牙窝骨壁可见大量渗血。唇侧骨缺损从根尖到牙槽嵴冠方逐渐变宽。

唇侧牙槽嵴顶区骨缺损的近远中向宽度接近缺牙区近远中宽度的1/3，不过并没有影响到相邻的邻牙牙槽嵴唇舌向宽度。根方表面骨膜完整，但是在发灰的边缘龈组织相应的拔牙窝冠方区域，存在骨膜穿孔。采用膜辅助的不翻瓣位点保存技术（Sclar，1999；2003a，b）修复唇侧骨缺损。

用外科刮匙和小骨膜剥离器小心分离唇侧骨缺损周围的骨膜，直至进入完整骨壁的2mm处，形成骨膜下袋。用组织剪修剪可吸收性屏障膜，小心置于骨膜下袋内。将低替代率的多孔牛骨松质骨基质轻压入袋内，在衬有屏障膜的区域施加指压。然后将部分屏障膜覆盖在移植材料的冠方，其上放置可吸收胶原块。用带P3针的5-0含铬肠线"8"字水平褥式缝合固定胶原块上方的软组织。胶原块表面放置异氰基丙烯酸酯隔离口内液体（图6～图8）。

调改过渡义齿，确保桥体向拔牙窝的软组织袋内延伸不超过2mm，同时还可以广泛接触软组织并对龈乳头和边缘组织提供部分支持。术后放射线片即刻记录了临床状态（图9）。告知患者48小时内不要取下局部义齿，并且在前2周内只能在口腔清洁时短时间摘下义齿。

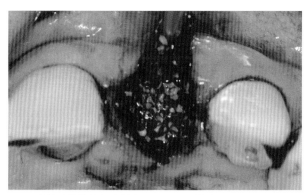

图6　膜辅助的位点保存技术：生物可吸收性屏障膜置于骨膜下袋，超出唇侧骨缺损2mm。然后将无机牛骨基质轻压入袋内

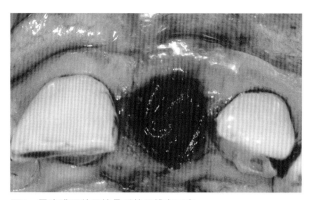

图7　屏障膜覆盖于植骨后的牙槽窝冠方

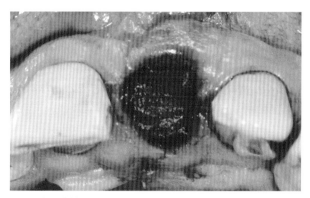

图8　胶原块放在屏障膜上，为软组织提供支持，并形成安放桥体的位点

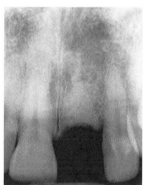

图9　治疗后根尖放射线片

患者16周后复诊进行再次评估。临床和放射线检查确定，第二次治疗可以用不翻瓣技术植入种植体并同期软组织移植。如前所料，通常与牙周软组织慢性炎症相关的纤维性软组织愈合，形成了现在明显的软组织缺损（Sclar，2003a）。尤其是考虑到现在的组织颜色和冠根向及唇舌向外径没有满足美学和生物学宽度的要求，为实现可接受的美学效果长期稳定性，需要进行额外的结缔组织增量（图10a～c）。

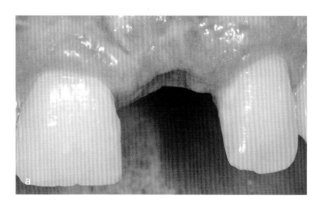

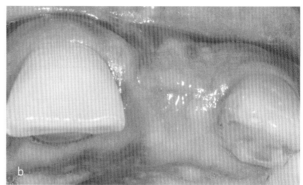

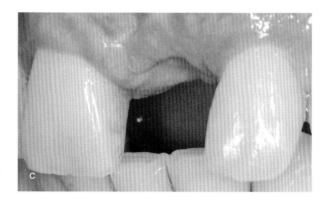

图10a～c 拔牙和膜辅助的位点保存术16周之后，软组织缺损明显。用微创方法在种植体植入同期完成软组织移植

采用微创方法，制备腭侧半岛状瓣（Sclar，2003c），提供种植体植入的入路（图11）。

这种方法与组织环切的不翻瓣技术相比，为美学位点提供了更好的种植窝预备视野和精确的垂直向种植体定位，并且有助于外冲洗的入路，同时避免剥离唇侧瓣。翻瓣后立刻就证实了这个位点的骨再生，骨预备后确认唇侧骨板完整，出血则证明有生物活性。尽管在外科放大镜下可以鉴别出预备好的种植窝骨壁内存在多孔骨基质颗粒，但是都已被骨组织包裹。此时颗粒体积明显变小，搔刮骨壁没有带下任何疏松的颗粒，和预备种植窝过程中的大量出血现象一起证实了位点骨再生良好。在满意的唇舌向和冠根向三维位置植入Straumann锥形柱状种植体（体部直径4.1mm、长度14mm、常规颈修复肩台4.8mm）。种植体肩台的唇侧面，位于邻牙穿龈轮廓最凸点的腭向约1mm、邻牙釉牙骨质界根方1mm，放置3.5mm高的带唇侧斜面的愈合帽以便进行软组织移植。𬌗面观清晰显示种植体位于理想的唇舌向位置，而软组织厚度不足（图12，图13）。

锐性剥离，形成受区的骨膜上袋，将移植的上皮下结缔组织以根方缝合及环绕带唇侧斜面的愈合帽的悬吊缝合固定（图14）。

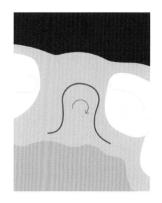

图11　腭侧半岛状瓣微创手术，比软组织环切技术可提供更好的视野和外冲洗入路

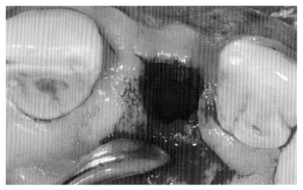

图12　种植窝预备后的𬌗面观，确定已经成功修复了唇侧骨壁缺损

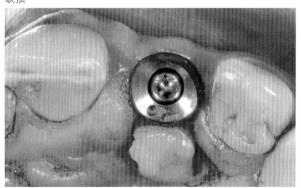

图13　𬌗面观，以美学和生物学宽度要求而言，确认种植体唇舌向位置理想，软组织厚度不足

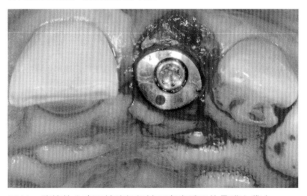

图14　移植的上皮下结缔组织被固定在受区的骨膜上袋内

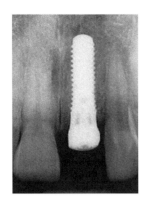

图15　种植体植入后根尖放射线片显示了理想的种植体位置和邻面牙槽嵴高度

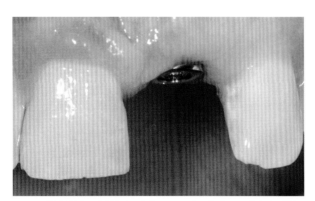

图16　种植体植入和软组织重建12周之后，临床显示软组织成熟

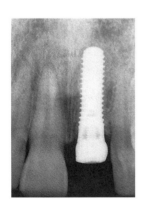

图17　种植体植入12周之后，根尖放射线片显示邻面牙槽嵴高度稳定

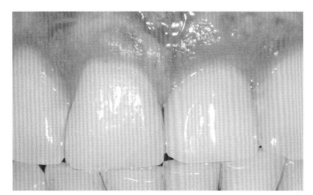

图18　种植体植入12周之后，戴入临时修复体时的临床状态

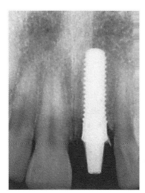

图19　临时修复体戴入8周之后，根尖放射线片证实的邻面牙槽嵴高度稳定

种植体植入后的放射线片显示理想的种植体位置和邻面牙槽嵴高度（图15）。

12周后软组织成熟（图16）。拍摄的放射线片显示邻面牙槽嵴高度稳定（图17）。

此时戴入临时种植修复体。随后，按照最终种植修复体的形态要求进行调改（图18）。

完成修复体调改8周后随访时的放射线片，显示邻面牙槽嵴高度得以维持，证实生物学状态稳定（图19）。患者很高兴能够戴入最终修复体。

戴入最终修复体4个月后复诊。患者非常高兴，正在练习如何再次微笑（图20）。

愉快笑容的正面像和口内照片显示，上颌左侧中切牙种植后达到了和谐自然的外观（图21，图22）。

在患者口腔功能范围内达到了令人满意的牙龈外观和牙齿比例。开始负荷6个月和戴入最终修复体4个月后拍摄的根尖放射线片，显示稳定的邻面牙槽嵴高度，并在行使功能后骨质更加致密（图23）。

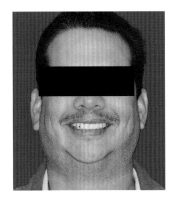

图20　戴入最终修复体4个月后的临床照片，显示患者正在练习如何再次随意微笑

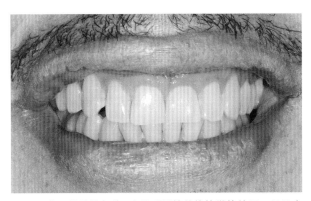

图21　戴入最终修复体4个月后抓拍的愉快微笑特写，显示在高度美学关注区获得了令人满意的美学效果

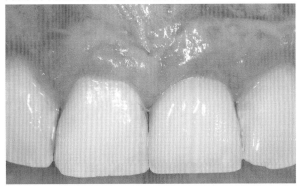

图22　戴入最终修复体4个月后的口内近距离观，显示上颌左侧中切牙位点龈乳头和软组织外形重建获得成功

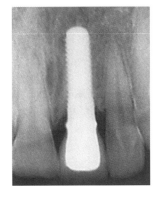

图23　戴入临时修复体6个月、最终修复体4个月之后拍摄的根尖放射线片，证实邻面牙槽嵴高度稳定

戴入最终修复体28周之后，正面照片和根尖放射线片证实美学效果和生物学状态稳定（图24，图25）。

致谢

修复程序

Dr. Paul Benjamin － Miami, Florida, USA

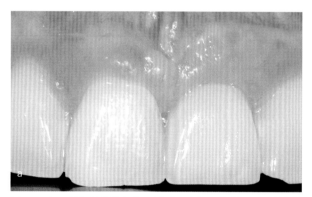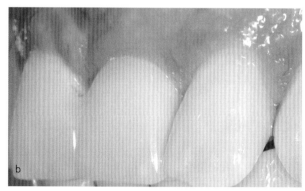

图24a，b　戴入最终修复体28周后口内近距离观，显示稳定的功能与美学效果。种植体周围组织健康，高度、量、颜色外形均与相邻天然牙牙周组织协调一致，种植修复体的色泽、形状、质地、大小、光学特性与该区域的天然牙协调一致

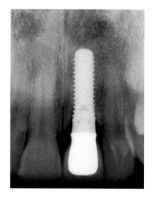

图25　戴入最终修复体28周之后，根尖放射线片证实上颌左侧中切牙位点的美学种植修复体的功能和生物学状态持续稳定。与图23中的植入后4个月的记录相比，维持了种植体周围牙槽嵴高度

S. Chen, A. J. Dickinson

4.15 上颌左侧中切牙位点的延期种植

S. Chen, A. J. Dickinson

36岁女性患者，转诊要求治疗左侧上颌中切牙，该牙已经折断。尽管患牙多年没有症状，但牙冠开始松动，她要求其牙医进行评估。2颗上颌中切牙2年前均接受过牙髓治疗。患者健康，不吸烟。

检查中发现，患者唇线低，微笑时只显露前牙一半的牙冠（图1）。

上颌左侧的复合树脂冠夹板式固定在邻牙上，牙龈炎症（图2）。

患牙唇侧中央探诊深度很深。邻牙用复合树脂贴面修复，探诊深度正常。其余牙列健康。组织生物型是中厚龈生物型，方圆形牙冠。放射线检查证实2颗上颌中切牙已经牙髓治疗（图3）。

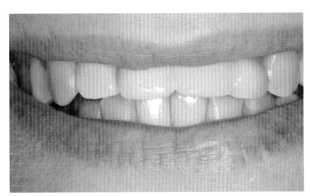

图1 患者口外正面像，显示微笑时的牙齿显露情况。前牙只暴露冠方的1/2

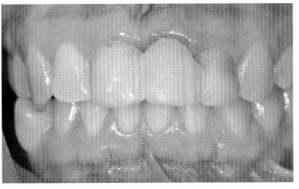

图2 口内唇侧观，显示上颌左侧中切牙牙冠用复合树脂夹板临时固定在邻牙上，龈缘炎症。龈缘形态相对平坦，组织生物型属于中厚龈生物型

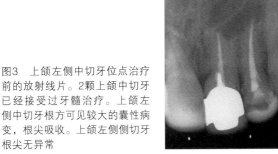

图3 上颌左侧中切牙位点治疗前的放射线片。2颗上颌中切牙已经接受过牙髓治疗。上颌左侧中切牙根方可见较大的囊性病变，根尖吸收。上颌左侧侧切牙根尖无异常

表1　患者的美学风险评估（ERA）表，显示上颌左侧中切牙的种植修复为低度至中度美学风险

美学风险因素	低	中	高
健康状态	健康，免疫功能正常		免疫功能低下
吸烟习惯	不吸烟	少量吸烟（＜10支／天）	大量吸烟（＞10支／天）
患者的美学期望值	低	中	高
唇线	低位	中位	高位
牙龈生物型	低弧线形，厚龈生物型	中弧线形，中厚龈生物型	高弧线形，薄龈生物型
牙冠形态	方圆形		尖圆形
位点感染情况	无	慢性	急性
邻面牙槽嵴高度	到接触点≤5mm	到接触点5.5～6.5mm	到接触点≥7mm
邻牙修复状态	无修复体		有修复体
缺牙间隙的宽度	单颗牙（≥7mm）	单颗牙（＜7mm）	两颗牙或两颗牙以上
软组织解剖	软组织完整		软组织缺损
牙槽嵴解剖	无骨缺损	水平向骨缺损	垂直向骨缺损

根尖区可见边缘清晰的巨大透光区，上颌左侧中切牙根尖似乎已经发生吸收。尽管根尖病变已经累及左侧侧切牙根尖，但根尖似乎无吸收。根据这一检查，上颌左侧中切牙被诊断为根纵折和根尖囊肿。

然后进行详细的美学风险评估（ERA），显示患者为低度至中度美学风险（表1）。

考量如下治疗问题：

- 由于骨缺损巨大，预计即刻（Ⅰ型）种植或早期（Ⅱ型和Ⅲ型）种植难以获得种植体初始稳定性。
- 尽管囊肿明确与上颌左侧中切牙相关，仍然不能肯定左侧侧切牙是否与囊肿的病因相关。
- 炎症播散的区域和探诊深袋提示唇侧骨壁存在宽大的裂开缺损。这会增加龈缘退缩的风险。

由于这些原因，推荐拔牙后延期（Ⅳ型）种植，并联合牙槽嵴保存，具体如下：

1. 去掉牙冠并戴入可摘局部义齿作为过渡义齿。
2. 拔除上颌左侧中切牙，刮除囊肿并评价左侧侧切牙的临床状态。
3. 如果可行，完全用低替代率的骨充填材料进行骨移植，完成牙槽嵴保存。
4. 延长愈合期可以：（1）保证病变完全愈合；（2）促进骨移植材料成熟。
5. 植入种植体，然后以种植体支持的修复体进行修复。

基于需要多次外科步骤、牙槽嵴保存，以及骨缺损和相邻侧切牙的潜在并发症，按照SAC分类，预计的治疗计划为高度复杂类。

去掉牙冠，戴入过渡局部义齿。在治疗当天，上颌左侧中切牙唇侧牙龈肿胀（图4）。

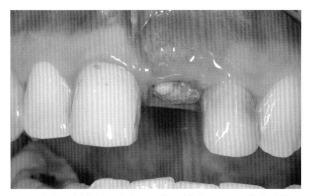

图4　上颌左侧中切牙位点的口内唇侧观。显示即将拔除的残根，唇侧牙龈肿胀

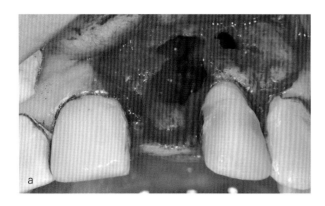

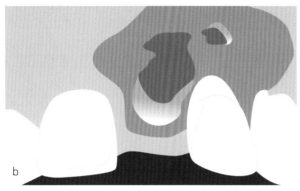

局麻下，唇侧翻瓣。拔除上颌左侧中切牙的牙根，并仔细刮除与之相关的较大囊肿，可见累及侧切牙侧壁和根方的巨大骨缺损（图5，图6）。

仔细刮除缺损内的所有残余软组织，然后植入去蛋白牛骨基质（DBBM）（Bio-Oss，Geistlich）（图7）。

修剪可吸收性胶原膜并覆盖于唇侧缺损表面。胶原膜延伸到拔牙窝的腭侧（图8）。

黏膜瓣冠向复位以获得初期创口关闭（图9）。

图5a，b　翻唇侧瓣后上颌左侧中切牙位点的术中观，拔除上颌左侧中切牙牙根，刮除囊肿。骨缺损与侧切牙的侧壁和根尖区相通

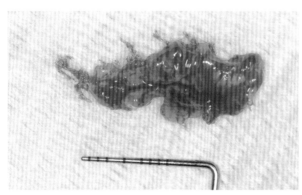

图6　刮除的囊肿

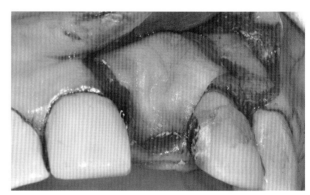

图8　将修剪后的可吸收性胶原膜覆盖在缺损和拔牙窝表面

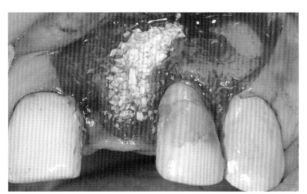

图7　骨充填材料移植到缺损处

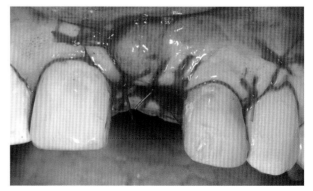

图9　瓣冠向复位，以初期创口关闭

愈合无异常。8个月后的临床和放射线检查证实软组织完全愈合，骨缺损移植后为有利型放射线表现（图10~图12）。

愈合9个月后再次暴露位点。翻瓣之后，可见唇侧骨壁完全重建，且缺损获得骨性充填（图13，图14）。

植入Straumann骨水平种植体（体部直径4.1mm、长度10mm、常规十字锁合修复肩台）（图15）。

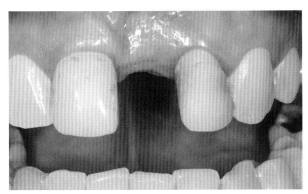

图10　上颌左侧中切牙位点愈合8个月后的唇侧观。黏膜完全愈合。2颗上颌中切牙唇侧可见1~2mm的龈缘退缩

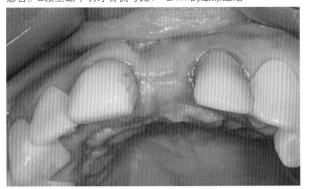

图11　上颌左侧中切牙位点愈合8个月后的殆面观

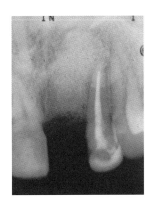

图12　上颌左侧中切牙位点拔牙及骨增量8个月后的放射线片。原缺损区清晰可见DBBM移植材料

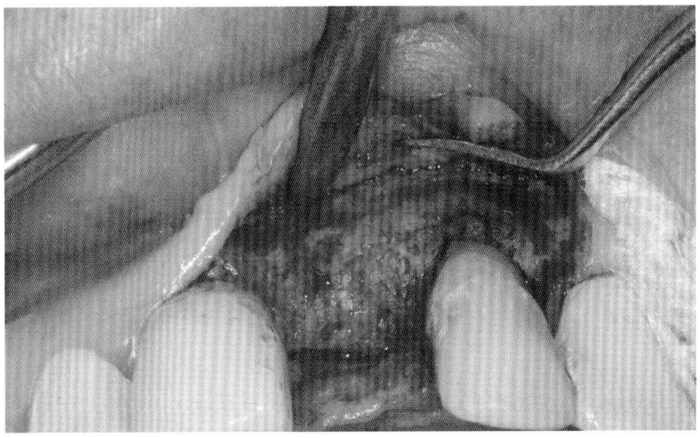

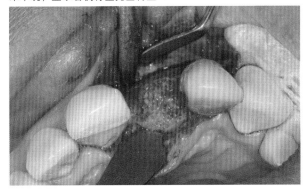

图13　上颌左侧中切牙位点在初次手术9个月后再次手术时的术中观，显示唇侧骨壁完全再生

图14　上颌左侧中切牙位点术中殆面观，显示种植体植入的牙槽嵴宽度充足

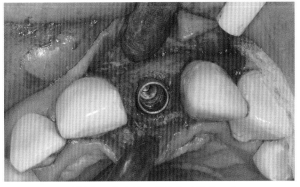

图15　上颌左侧中切牙位点植入种植体后的殆面观

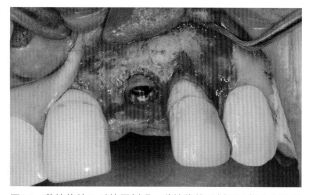

图16　种植体植入后的唇侧观。种植体的唇侧可见较小的裂开骨缺损

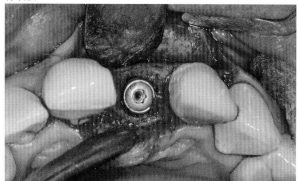

图17　安放封闭螺丝后种植体的骀面观

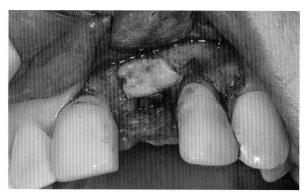

图18　结缔组织移植于种植体的唇侧，进行轮廓扩增

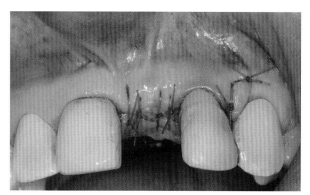

图19　初期创口关闭后位点的骀面观

种植体唇侧存在较小的裂开骨缺损（图16）。

种植体上安放封闭螺丝（图17）。然后，从腭侧切取结缔组织，移植到种植体肩台的唇侧，进行轮廓扩增（图18）。位点初期创口关闭（图19）。

6周之后，软组织已经愈合（图20，图21）。

此时，在种植体唇侧翻较小的黏膜瓣（图22），安放杯状愈合帽（图23）。

然后修整唇侧瓣，并缝合固定在愈合帽周围（图24）。

种植体植入8周后制作并戴入临时修复体（图25～图27）。

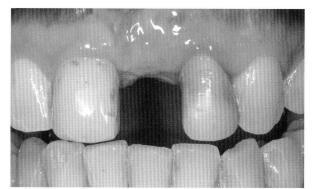

图20　6周后唇侧观，黏膜已经愈合

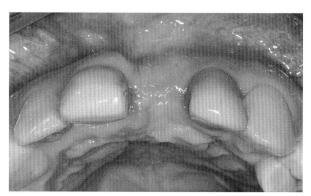

图21　种植体植入6周后位点骀面观

术后6个月开始制作最终修复体。上颌右侧中切牙和左侧侧切牙为直接粘接的复合树脂唇侧贴面，其目的是试图矫正扭转的上颌右侧中切牙，并遮盖变色的左侧侧切牙（之前牙髓治疗的后果）。除了种植修复缺失的左侧上颌中切牙之外，决定重新评估2颗邻牙的修复体。

在上颌左侧中切牙位点戴入种植体支持的临时修复体之后，去除2颗邻牙唇侧直接粘接的复合树脂贴面，并为右侧中切牙按瓷贴面进行牙体预备，而左侧侧切牙则按全瓷冠进行牙体预备。

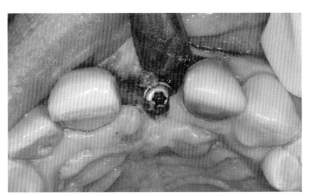

图22 翻开小的黏膜瓣，暴露种植体

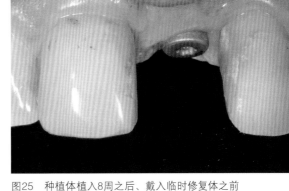

图25 种植体植入8周之后、戴入临时修复体之前

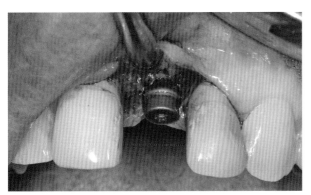

图23 种植体上安放杯状愈合帽

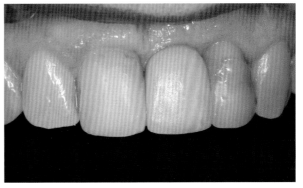

图26 种植体植入8周后戴入临时修复体

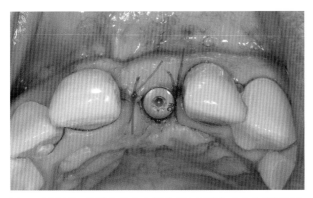

图24 𬌗面观，调整和缝合上颌右侧中切牙位点愈合帽周围的唇侧瓣之后

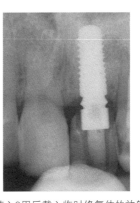

图27 种植体植入8周后戴入临时修复体的放射线片

上颌左侧侧切牙在近中软组织附着丧失的情况下，制作并戴入氧化锆支持的全瓷冠，合适的解剖形态可以提供正确的冠部外形。制作瓷贴面并粘接到右侧中切牙的唇侧，比以前的树脂粘接贴面的唇面凸度略微减小。

用可铸造金基底制作个性化金属烤瓷中间基台，用于支持最终种植修复体（图28～图30），其形态设计有利于黏膜下组织的适当支持，而根据黏膜形态制作的全瓷边缘（为修复体提供肩台边缘）恰好位于黏膜边缘下方1mm。安放中间基台，并将螺丝拧紧至35N·cm。制作氧化锆支持的全瓷冠，并用改良的玻璃离子水门汀粘接固位于中间基台上。

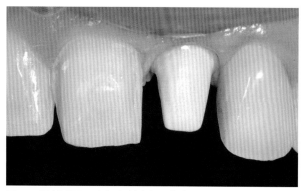

图28 唇侧观显示上颌左侧中切牙位点的个性化金属烤瓷中间基台，侧切牙上的全瓷冠和准备贴面修复的右侧中切牙

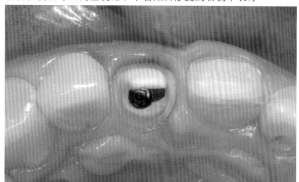

图29 个性化的金属烤瓷中间基台的殆面观

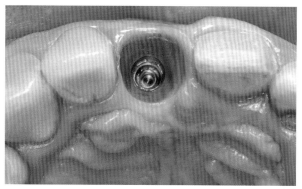

图30 取下个性化金属烤瓷中间基台后的种植体周围软组织的殆面观。中间基台提供了一个合适的穿龈轮廓，黏膜健康

种植手术1年之后，种植体周围组织健康稳定。获得了良好的美学效果（图31～图33）。

致谢

技工室程序

Galina Mitrofanova – Dental Technician, Advanced Prosthetic Technologies, Melbourne, Australia

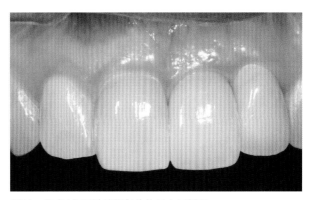

图31 手术1年后种植修复体的口内唇侧观

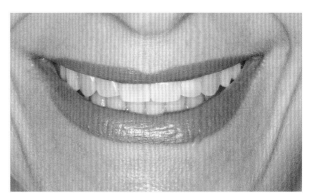

图32 手术1年后患者的微笑像

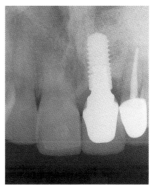

图33 手术1年后种植体的根尖放射线片

5 并发症

S. Chen, D. Buser

5.1 拔牙位点种植体植入的并发症

众所周知，牙种植治疗是具有高存留率、可预期的牙缺失治疗方案。但是，逐渐有资料显示在临床工作中会经常碰到生物性、机械性和美学并发症等问题（Lang等，2004）。其中许多并发症是由医生无法控制的患者因素造成的，比如患者的愈合反应和对口腔卫生及维护复诊的依从性。但是，有些并发症和种植失败显然是医源性的（即由医生的错误造成的并发症）。正如第3.1节所讨论的，医生的任务是评价患者是否适合治疗，推荐治疗方式并选择合适的生物材料。医生也要负责实施能够取得预期效果并符合医疗标准的治疗程序，根本责任是以最低的风险得到最佳治疗效果。因而，由医生为患者负责。

问题和并发症是临床中现实存在的。本章的临床病例集中报告了可能会遇到的问题的范围。前3个病例展示了拔牙位点植入的种植体发生了种植体周围感染，其中两个在植入后迅速发生，另一个发生于数年之后。后3个病例图示说明前上颌即刻（Ⅰ型）种植后发生的美学问题。对每一个病例可能的病因和治疗选择都进行了讨论，也展示了治疗效果。

5.2　早期种植后的种植体周围感染

L.J.A.Heitz-Mayfield

　　44岁女性患者，转诊到牙周专科诊所，要求评估并治疗与下颌右侧第一磨牙位点种植相关的疼痛及软组织肿胀（图1）。

　　下颌右侧第一磨牙曾经牙髓治疗并继发牙折后拔除。相信为不合理的治疗。在拔牙后8周左右，不翻瓣植入1颗12mm的锥形柱状种植体（Nobel-Replace，Tapered Groovy，TiUnite surface；Nobel Biocare）（图2，图3）。

　　拔牙后早期（Ⅱ型）植入种植体。3个月后，拍摄安放了印模帽的根尖放射线片，注意到支持骨组织丧失（图4）。于是再次放回愈合帽并转诊至牙周专科诊所进行评估。

　　患者不吸烟，并且没有牙周炎病史。免疫内科医生确诊她患有舍格伦综合征，并被转诊给口腔内科医生治疗口腔干燥综合征。她还接受了口腔黏膜扁平苔藓的评估，随后诊断为刺激性角化病。

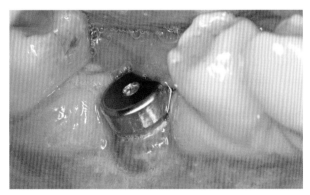

图1　下颌右侧第一磨牙位点的种植体周围黏膜肿胀和炎症

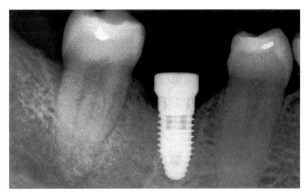

图3　植入种植体后拍摄的根尖放射线片

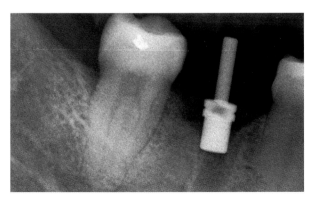

图2　下颌右侧第一磨牙拔除8周后进行不翻瓣种植时的根尖放射线片

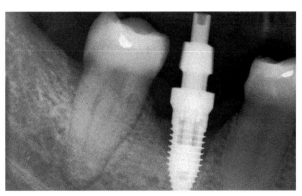

图4　下颌右侧第一磨牙位点的根尖放射线片，显示种植体周围支持骨组织丧失

临床检查显示，本病例具有下列临床和放射线检查特点：

- 种植体的所有表面存在菌斑
- 种植体的所有表面探诊出血
- 溢脓
- 探诊深度：颊侧近中4mm、颊侧远中5mm、舌侧中央2mm和颊侧中央7mm
- 种植体颊侧软组织肿胀
- 放射线检查显示骨组织丧失，近中和远中骨丧失4~5mm
- 颊侧角化黏膜 < 2mm

诊断为下颌右侧第一磨牙位点种植体周围炎。随后，提出治疗计划：

1. 拔除种植体。
2. 通过累加阻断性支持治疗（CIST）种植体周围炎（Lang等，2004）。

患者表现出保留种植体的强烈愿望。因此，选择第二种治疗方案（治疗种植体周围炎），并告知患者长期预后不确定。

提供了以下治疗：

1. 口腔卫生宣教。
2. 用钛涂层的刮治器在局麻下非手术机械刮治。
3. 在非手术刮治3周后进行翻瓣手术。去除肉芽组织，并用钛涂层刮治器刮治种植体表面。用生理盐水完全冲洗及清洁种植体表面。
4. 全身性应用抗生素1周：联合应用甲硝唑（400mg，每天3次）和阿莫西林（500mg，每天3次）。
5. 术后氯己定（0.2%）含漱4周，每天2次。
6. 每周复查，连续4周复查；之后每3个月维护1次。

在翻瓣手术时，注意到颊侧骨壁消失。种植体周围骨壁呈火山口样缺损（图5）。每周监测愈合过程，共4周，在此期间患者每天2次用0.2%氯己定含漱。在1个月复查时，炎症和肿胀消失，患者主诉不再疼痛。种植体周围黏膜退缩了3mm，暴露出粗糙表面（图6）。加强了口腔卫生维护指导。

在3个月复诊时，无探诊出血或溢脓，所有位点探诊深度均小于3mm。种植体周围手术5个月之后，临床情况稳定，探诊深度很浅，无出血。根尖放射线片示种植体近中面的远中面有一些骨再生（图7）。

然后将患者转回原医生处制作临时修复体。计划监测种植体周围情况超过3个月的时间。在12个月复诊时，根据种植体周围组织的健康状况和稳定性决定是否戴入最终修复体。

讨论

这一早期（Ⅱ型）种植的并发症很可能是因为植入时颊侧骨量不足，导致了颊侧骨裂开缺损、种植体表面菌斑聚集并继发种植体周围感染。由于术前放射线检查并非三维方向，不能明确诊断在种植体植入时是否存在颊侧骨缺损（图8）。此外，不翻瓣手术不能确认骨壁缺失，也无法进行同期骨增量。

这一病例强调了术前进行充分放射线检查评价现有骨量的必要性。也显示出以不翻瓣方式向拔牙窝内植入种植体，可能存在种植体无法完全愈合的潜在并发症。

在5个月复诊时种植体周围炎治疗已经成功，但难以预期种植体的长期预后。近来，一项为期5年的前瞻性研究报道了对种植体周围炎病例的治疗，5年成功率只有58%（Leonhardt等，2003）。

临床建议

- 只有当所有情况都适合不翻瓣治疗程序时，才可以应用此技术。包括：
  - 正确的三维放射线检查，确定骨壁状态和重要解剖结构的位置。
  - 骨壁完整。
  - 不需要同期骨增量进行牙槽嵴轮廓扩增。
  - 在开始手术之前，进行骨探查以核实有关骨壁状态的放射线检查所见。
  - 拔牙位点无感染。
  - 在种植体植入正确的修复位置之后，周围角化黏膜带充足。

- 医生应对如上程序富有经验。

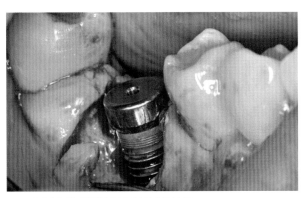

图5　可见翻瓣后颊侧广泛的裂开骨缺损

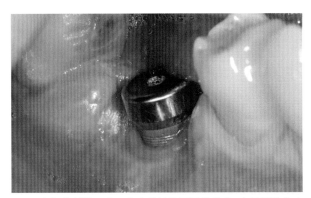

图6　上颌右侧第一磨牙位点种植体周围炎治疗3个月后的临床照片。注意，黏膜退缩了3mm

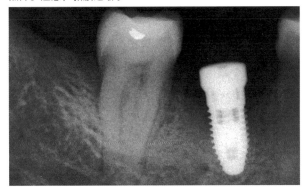

图7　上颌右侧第一磨牙位点种植体周围炎治疗4个月后的根尖放射线片

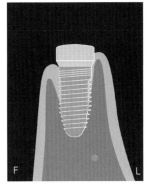

图8　拔牙后早期（Ⅱ型）种植时显示颊侧骨壁缺损的示意图（F=颊侧；L=舌侧）

5.3 拔牙位点种植体周围感染导致即刻种植和即刻修复失败

D. Buser

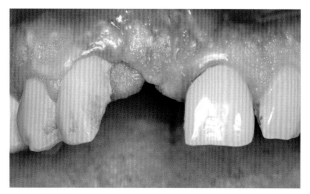

图1 就诊时的上颌右侧中切牙位点口内唇侧观。可见大量的牙槽嵴缺损，并伴有右侧中切牙与侧切牙之间的龈乳头丧失

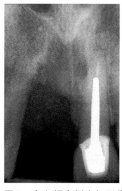

图2 在上颌右侧中切牙位点即刻种植失败后拍摄的根尖放射线片。严重的骨缺损已经扩展到侧切牙牙根的近中面

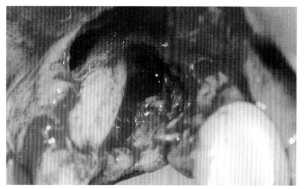

图3 在当初骨增量术中拍摄的上颌右侧中切牙位点。注意，侧切牙近中面的骨丧失

35岁男性患者，转诊来处理上颌右侧中切牙位点的失败种植体。该种植体为即刻（Ⅰ型）种植并即刻修复。在植入种植体同期骨增量。术后不久，发生感染，种植体和临时修复体松动，不得不拔除。位点有明显的骨丧失。试图用骨移植技术重建缺损的骨组织，但未获成功。此时，患者被转诊，前来处理。

患者健康，但吸烟（12支/天）。临床检查显示为中位唇线，属于中厚龈生物型。上颌右侧中切牙位点显示有重度组织缺损（图1）。

牙槽嵴水平向和垂直向均有缺损，相邻右侧侧切牙近中的龈乳头退缩、丧失。上颌左侧中切牙曾接受牙髓治疗并进行桩冠修复。右侧侧切牙为死髓牙。种植体失败后，拍摄的放射线片显示大量骨缺损已涉及侧切牙牙根近中面（图2）。

牙医提供的骨增量术中照片显示了唇侧和腭侧的大量骨缺损（图3）。

此外，邻牙的全部近中面和根尖区全部暴露。术后放射线片显示骨移植材料和一个固定膜的针钉（图4）。

随后，移植失败。在开始种植治疗前拍摄的放射线片提示2颗上颌中切牙均存在正常的邻面骨支持（图5）。

与患者讨论了临床状况，并着重强调了下列问题：

· 上颌右侧侧切牙的预后无任何希望。
· 由于上颌右侧中切牙位点存在大量垂直向骨缺损，重建位点并获得良好美学效果的种植将非常困难。
· 上颌左侧中切牙有良好的骨支持且无根尖病变。

根据这些问题，提出了以下治疗计划：

1. 拔除上颌右侧侧切牙，位点处进行游离软组织移植，增加角化黏膜宽度。
2. 上颌右侧侧切牙位点早期（Ⅱ型）种植并同期引导骨再生；上颌右侧中切牙位点进行垂直向牙槽嵴增量，主要是支撑软组织。
3. 在适当的愈合期后再次暴露位点。
4. 种植体–牙联合支持的固定修复体（上颌右侧侧切牙位点的种植体和左侧中切牙）。
5. 如果上颌右侧中切牙位点的桥体区软组织轮廓不令人满意，可以考虑辅助性软组织移植。

在获得患者知情同意之后，不翻瓣拔除上颌右侧侧切牙（图6）。

从腭部获得游离黏膜移植组织并覆盖在拔牙窝表面，缝合固定（图7）。

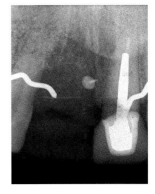

图4　骨移植后的根尖放射线片，显示一个固定膜的针钉。移植随后失败

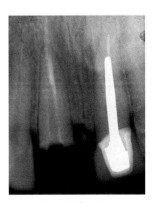

图5　治疗前放射线片显示2颗上颌中切牙存在正常的邻面骨支持

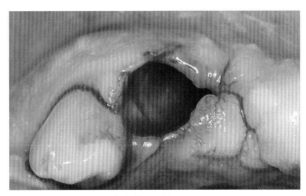

图6　上颌右侧侧切牙位点拔牙后的𬌗面观

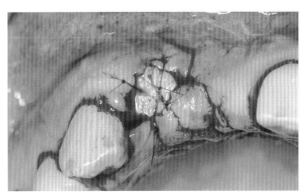

图7　上颌右侧侧切牙位点拔牙后用游离黏膜封闭

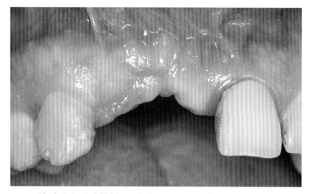

图8 拔除上颌右侧侧切牙愈合8周之后。右侧中切牙位点明显存在垂直向组织缺损

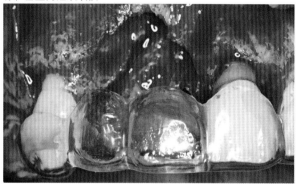

图9 戴入外科模板后的上颌右侧中切牙和侧切牙位点的口内观。上颌右侧中切牙位点唇侧明显存在垂直向骨缺损，腭侧存在同样程度的垂直向骨缺损

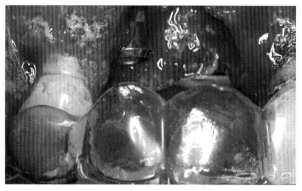

图10 上颌右侧侧切牙位点的术中观。种植体近中面的冠方1/2暴露

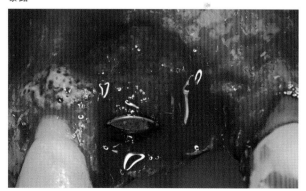

图11 就近获取自体骨碎屑，覆盖于暴露的种植体表面

8周之后，拔牙位点愈合（图8）。

翻唇侧和腭侧瓣暴露骨及下方骨缺损（图9）。

上颌右侧中切牙位点可见牙槽嵴存在唇舌向贯通性缺损，延伸到鼻腭管的唇侧和腭侧壁，垂直向骨缺损为5～7mm。外科模板引导下，在上颌右侧侧切牙位点植入SLA表面Straumann标准种植体（体部直径4.1mm、长12mm、常规颈修复肩台4.8mm）。根据模板的标示，必须将种植体肩台置于未来龈缘根方3mm处。按照这一冠根向位置，近中大部分微粗糙的SLA表面位于骨内（图10）。

用就近获得的自体骨碎屑重建近中骨缺损（图11）。在上颌右侧中切牙位点植入块状去蛋白牛骨基质（DBBM；Bio-Oss Collagen，Geistlich），以获得骨高度（图12）。

将颗粒状DBBM（Bio-Oss，Geistlich）覆盖在块状DBBM上，将骨碎屑置于种植体的唇侧表面（图13），覆盖胶原膜（Bio-Gide，Geistlich）作为屏障（图14）。

最后，做骨膜减张切口，初期创口关闭（图15）。

由于缺损较大，愈合期为5个月（图16）。

用环钻暴露上颌右侧侧切牙位点的种植体，并安放愈合帽。然后进入修复程序。制作种植体和牙联合支持的三单位修复体（FDP），并戴入患者口内（图17～图19）。

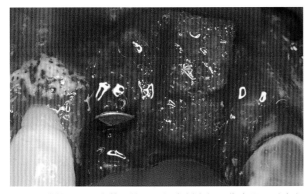

图12　块状DBBM修整后植入上颌右侧中切牙位点用于垂直向骨增量

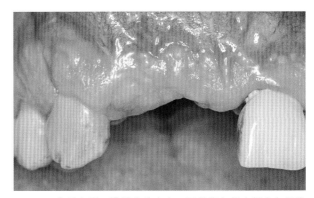

图16　5个月之后，黏膜完全愈合。已获得上颌右侧中切牙位点牙槽嵴的垂直向骨增量

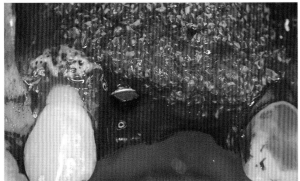

图13　颗粒状DBBM移植于上颌右侧中切牙和侧切牙位点表面

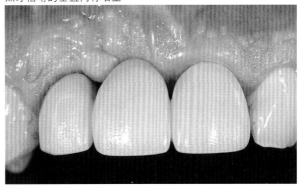

图17　口内唇侧观，上颌左侧中切牙和种植体联合支持的三单位金属烤瓷固定修复体

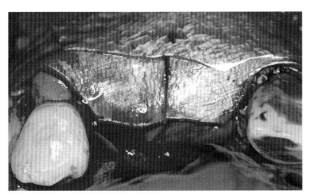

图14　可吸收性胶原膜修剪后置于移植材料表面

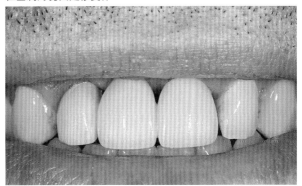

图18　患者微笑时修复体的口外唇侧观

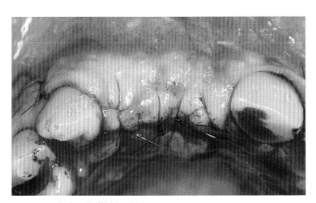

图15　无张力下初期创口关闭

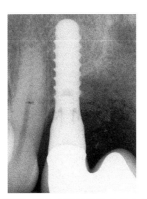

图19　上颌右侧侧切牙位点种植体和上颌右侧中切牙位点骨增量的放射线片

尽管桥体区的软组织外形不尽理想，患者还是决定不接受额外的软组织手术。出于原来状态严重不佳的考量，3年随访时显示满意的治疗效果（图20～图22）。

讨论

本病例记录了即刻（Ⅰ型）种植和即刻修复后，种植体周围感染的严重并发症。治疗前的放射线检查显示2颗上颌中切牙都有正常的邻面骨支

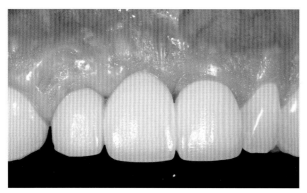

图20 3年后的临床检查显示，种植体和牙支持的FDP的治疗效果可以接受。上颌左侧中切牙位点的桥体略长。考虑到缺牙间隙的最初状态，患者十分满意

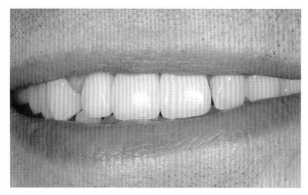

图21 患者为中位笑线

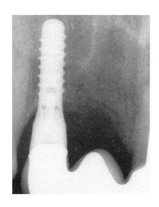

图22 尽管桥体区的牙槽嵴高度因之前广泛的炎症而明显降低，但3年后的根尖放射线片显示牙槽嵴高度稳定

持。由此，术后感染是上颌右侧中切牙拔除的直接原因。这一悲剧性的并发症导致：（1）邻牙拔除；（2）医生最难处理的临床状况：相邻2颗牙缺失的位点，包括1颗侧切牙。

对美学区的单颗牙种植采用"即刻种植－即刻修复"方案必须视为一项高度复杂的治疗。一些前瞻性研究报告的种植体存留率为92.5%～100%（Kan等，2003；Locante，2004；Barone等，2006；Degidi等，2006）。因此，按这种方案植入的种植体必须预期到有一定的失败比例，而风险是这些种植体失败的同时可能影响到美学。

患者吸烟，因此存在发生并发症和种植体失败的风险（Strietzel等，2007）。选择的治疗方案可能高估了患者的愈合能力。

现在不清楚种植体是在感染初次发生之后何时拔除的。拖延得越久，感染则越有可能扩散到相邻的组织。就此病例而言，感染一定是持续了相当长的时间，从而破坏了侧切牙位点。

临床建议

- 只有在所有条件都有利时才能采用即刻种植－即刻修复方案。以下为低风险因素，包括：
  - 健康、不吸烟患者。
  - 低位唇线。
  - 厚龈生物型。
  - 拔牙窝唇侧骨壁较厚。
  - 拔牙窝没有感染。
  - 单颗牙缺隙。
  - 有利型咬合。

- 医生应具备丰富经验以应对这些高要求的治疗程序，能够在正确的三维方向植入初始稳定性良好、外形及直径合适（螺纹种植体，非宽肩台类型）的种植体（Buser等，2004）。

5.4 即刻种植 3 年后的种植体周围感染

S. Chen

53岁女性患者，转诊来寻求用种植体支持的修复体替代下颌左侧第二前磨牙。下颌左侧第二前磨牙冠折、残根（图1，图2）。

残根已经不足以为新桩冠提供良好的预后。邻牙曾牙髓治疗并用桩冠修复（图3）。患者健康，不吸烟。

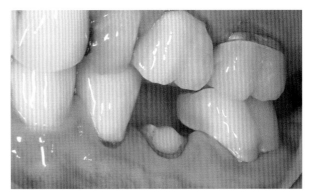

图1 下颌左侧第二前磨牙位点术前颊侧观，可见残根。注意，患牙颊侧明显的弧线形龈缘

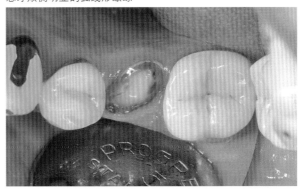

图2 下颌左侧第二前磨牙位点术前殆面观

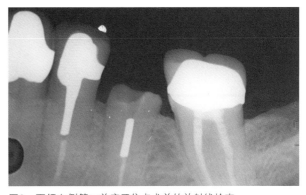

图3 下颌左侧第二前磨牙位点术前的放射线检查

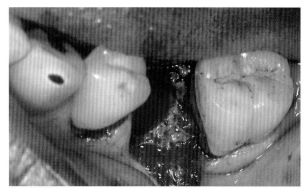

图4 上颌左侧第二前磨牙位点翻瓣并拔牙后的术中观。拔牙窝的颊侧中点骨壁高度低于远中和舌侧骨壁

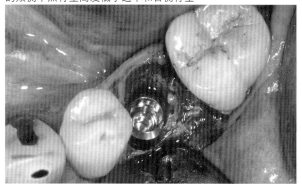

图5 植入种植体之后的位点验面观

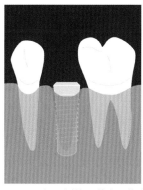

图6 上颌左侧第二前磨牙位点植入种植体后的示意图。拔牙窝的近中、远中和舌侧骨壁高于颊侧骨壁。将种植体粗糙–光滑分界置于颊侧骨壁中点水平

治疗计划是拔除下颌左侧第二前磨牙残根，并即刻（Ⅰ型）植入种植体。翻瓣后仔细拔除第二前磨牙残根（图4）。

颊侧骨壁菲薄，颊侧骨壁边缘明显呈弧线形，其最低点明显低于近中、远中和舌侧骨壁。搔刮拔牙窝并植入SLA表面的Straumann锥形柱状种植体（体部直径4.1mm、长度10mm、常规颈修复肩台4.8mm)（图5）。

种植体的粗糙–光滑分界与牙槽嵴颊侧最低点平齐（图6）。

颊侧边缘间隙骨缺损的宽度＜2mm，没有进行骨增量。安放愈合帽后，用可吸收线间断缝合关闭黏膜瓣（图7）。

术后1个月时放射线检查显示骨支持良好（图8）。

愈合3个月之后，进入修复治疗程序。安装实心基台，粘接固位金属烤瓷修复体。临床检查显示龈缘健康，菌斑控制理想（图9，图10）。

种植体的放射线检查显示轻度边缘骨丧失，表现为近中和远中的骨嵴下缺损（图11）。

2年复诊时，注意到种植体远中有轻度肿胀（图12）。

颊侧的种植体周围袋深度增加到4mm，探诊出血。放射线检查显示远中的骨嵴下缺损已经轻度增宽（图13）。患者主诉此时没有任何症状。用碳纤维刮治器刮治种植体周围龈沟并强化患者的菌斑控制方法。

在3.5年复诊时，患者主诉颊侧黏膜触痛、肿胀（图14）。

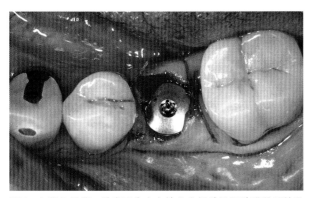

图7　上颌左侧第二前磨牙位点安放愈合帽并关闭黏膜瓣后的殆面观

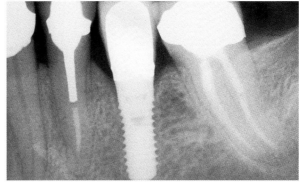

图11　手术3个月之后，戴入修复体后上颌左侧第二前磨牙位点的根尖放射线片

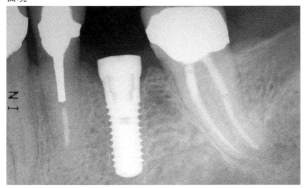

图8　种植体植入1个月后的放射线片

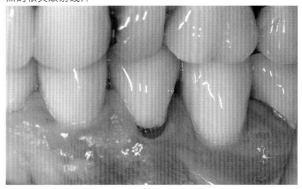

图12　戴入修复体2年后的颊侧观，远中组织轻度肿胀

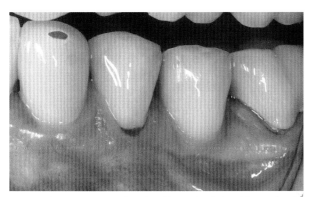

图9　手术3个月之后，种植体支持的修复体的颊侧观。菌斑控制良好，龈缘健康

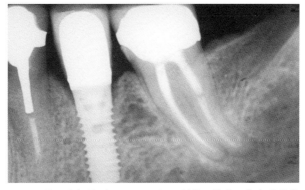

图13　戴入修复体2年之后，上颌左侧第二前磨牙位点种植体和修复体的根尖放射线片。种植体远中可见轻度牙槽嵴丧失

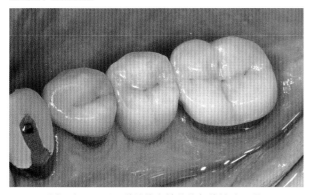

图10　手术3个月之后，种植体支持的修复体的殆面观

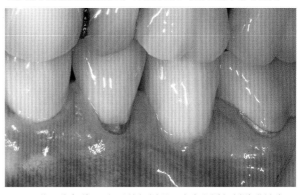

图14　戴入修复体3.5年后的颊侧观。患者主诉颊侧黏膜触痛

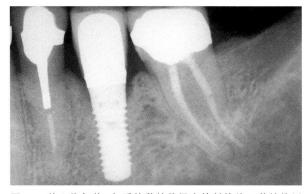

图15 戴入修复体3年后的种植体根尖放射线片。种植体近中、远中的边缘骨丧失明显

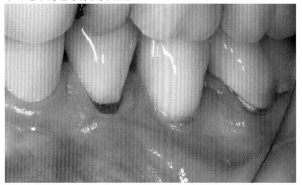

图16 3个月后的种植体颊侧观。在常规刮治后种植体周围感染没有得到控制

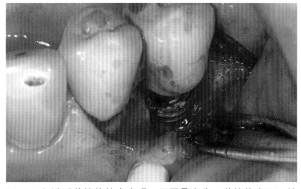

图17 翻瓣后种植体的术中观。周围骨丧失，种植体表面可检查到残留的粘接剂

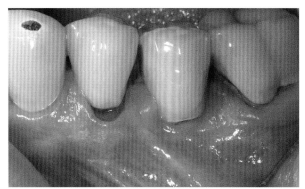

图18 手术刮治2个月后周围黏膜已经愈合

探诊深度增加到6mm，探诊出血。种植体的放射线片显示没有额外的骨高度降低。但是，现在近中和远中骨壁的骨嵴下蝶形骨吸收增宽（图15）。诊断为种植体周围炎。通过积累阻断支持疗法（CIST）（Lang等，2004）进行治疗。

最初，在局麻下用碳纤维刮治器进行了机械刮治。建议患者在黏膜边缘应用0.2%的氯己定凝胶（Professional Dental Supplies, Melbourne, Australia）。2个月之后，感染没有得到控制（图16）。然后进行了翻瓣刮治术。

翻瓣之后，可见环绕骨壁的火山口样骨缺损（图17）。

骨丧失环形暴露了4mm的种植体SLA表面。在暴露的种植体颊侧面残留的粘接剂清晰可见。用刮治器和超声洁治器去除粘接剂。先用3%双氧水冲洗种植体表面。再用棉纱蘸生理盐水反复清洁种植体表面，关闭创口。嘱患者2周内刷牙时，避开该区域并用2%氯己定液含漱（Savacol; Colgate, Sydney, Australia）。手术2周后再开始刷牙清洁。没有全身应用抗生素。

手术2个月后控制了感染，种植体周围黏膜愈合（图18）。

发生了黏膜退缩，暴露了种植体颊侧的钛金属颈部。手术刮治2年后复诊证实，种植体周围黏膜仍然健康（图19，图20）。

讨论

本病例报告为上颌左侧第二前磨牙位点即刻（Ⅰ型）种植3年后种植体周围感染。感染原因很清楚是种植体表面残留的粘接剂。

下列为已证实的相关因素：

- 种植体植入后，种植体周围缺损内的骨组织没有完全重建，造成颊侧的SLA表面暴露。一项近期即刻（Ⅰ型）种植的临床研究表明，尽管大多数病例的缺损都得到良好的骨充填，仍然有些没有完全再生的位点残存边缘骨缺损，导致种植体部分粗糙表面暴露（Botticelli等，2004）。

- 当术后2个月将修复体粘接在种植体上时，多余的粘接剂溢出并附着到SLA表面上。在SLA表面发现粘接剂的事实表明，该区域在进入修复程序时表面没有骨覆盖。在种植体周围龈沟深度较浅时易于去除多余的粘接剂，而未探查到的骨裂开暴露了种植体表面，会增加粘接剂延伸到微粗糙表面的风险。

- 骨充填也会受到牙槽嵴高度丧失的影响。实验研究显示，种植体植入到新鲜的拔牙窝之后，较薄的颊侧骨壁比较厚的舌侧骨壁高度丧失了更多（Araújo等，2005）。此病例将粗糙-光滑分界置于骨的颊侧中点水平。由于颊侧骨壁菲薄，垂直向吸收很有可能大于2mm。

- 常常可以在下颌牙的新鲜拔牙窝发现邻面、颊侧和舌侧骨壁嵴顶高度存在差异。这使得种植体肩台的植入深度更加复杂。为避免相对于邻面或舌侧骨壁种植体植入过深，可能使种植体肩台在颊侧面相对过高。在骨壁高度不一致时医生必须为种植体肩台选择最合适的冠根向位置。

对该病例的批评是手术刮治没有在更早的阶段进行。修复后很快就已经可以通过放射线检查发现嵴顶骨丧失。拖延去除残留粘接剂毫无疑问造成炎症的进一步发展，从而增加了种植体周围的骨丧失。

种植体的长期预后仍不明确，并且需要提高种植体复诊和维护的频率。一项近期的前瞻性研究表明，只有略多于一半的种植体周围炎获得在5年以上的治疗成功率（Leonhardt等，2005）。该病例强调了即刻（Ⅰ型）种植边缘骨缺损内骨再生不完全的风险。

总之，应预计到即刻（Ⅰ型）种植中较薄的颊侧骨壁的吸收会导致垂直向骨缺损。这将导致种植体表面骨缺损，在选择粘接固位修复体时存在粘接剂残留的潜在风险。

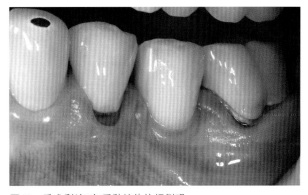

图19 手术刮治2年后种植体的颊侧观

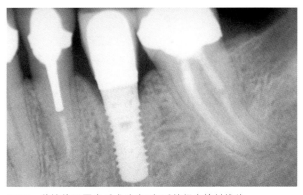

图20 种植体周围炎手术治疗2年后的根尖放射线片

临床建议

非美学位点:

- 推荐即刻(Ⅰ型)种植:
  - 单根牙槽窝。
  - 骨壁厚而完整。
  - 牙槽窝的四侧骨壁高度差异不大,或可以平整骨壁。
  - 不需要同期引导骨再生(GBR)。

- 推荐软组织愈合的早期(Ⅱ型)种植:
  - 颊侧骨壁薄或受损。
  - 同期GBR需要潜入式愈合。

- 推荐部分骨愈合的早期(Ⅲ型)种植:
  - 骨壁厚而完整。
  - Ⅱ型种植难以获得种植体稳定性。
  - 拔牙窝在预计发生颊舌向骨吸收之后,牙槽窝的颊舌向宽度仍然能够容纳种植体。

5.5 上颌中切牙位点的不翻瓣即刻种植后的黏膜退缩

S. Chen, C. Evans

34岁女性患者，转诊来修复上颌左侧中切牙。2颗上颌中切牙数年前曾受外伤并接受牙髓治疗。近来，上颌左侧中切牙再次出现感染征象，患牙根方牙龈肿胀，膜龈联合处形成窦道。患者全身健康，不吸烟。

唇线较高，微笑时可暴露4～5mm的牙龈（图1）。

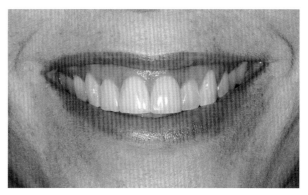

图1 患者微笑的唇侧观。高位唇线暴露大部分牙龈

上颌左侧中切牙颊侧可见渗出性窦道（图2）。

患牙及邻牙探诊深度正常。组织生物型是中厚龈生物型，方圆形牙冠。2颗上颌中切牙用复合树脂贴面修复。牙龈的弧线形明显。放射线检查显示上颌左侧中切牙根管充填欠佳、髓腔宽大，根尖可见低密度透射区（图3）。余牙健康。

应用ERA（表1）明确美学风险，证实患者具有中度至高度美学风险。

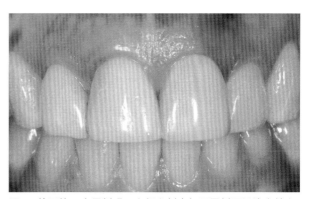

图2 前牙的口内唇侧观。上颌左侧中切牙唇侧可见渗出性窦道，邻近处则有银汞着色

牙髓治疗专科医生评估上颌左侧中切牙，认为再次牙髓治疗的预后较差。因此，治疗计划是拔除上颌左侧中切牙，由种植体支持的修复体来修复。基于SAC分类，治疗程序的难度被归类为复杂类。

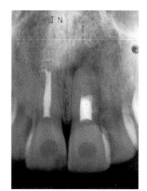

图3 治疗前放射线片显示上颌左侧中切牙根尖低密度透射影

表1 患者的美学风险评估（ERA）表，显示上颌左侧中切牙的种植修复为中度至高度美学风险

美学风险因素	低	中	高
健康状态	健康，免疫功能正常		免疫功能低下
吸烟习惯	不吸烟	少量吸烟（＜10支／天）	大量吸烟（＞10支／天）
患者的美学期望值	低	中	高
唇线	低位	中位	高位
牙龈生物型	低弧线形，厚龈生物型	中弧线形，中厚龈生物型	高弧线形，薄龈生物型
牙冠形态	方圆形		尖圆形
位点感染情况	无	慢性	急性
邻面牙槽嵴高度	到接触点≤5mm	到接触点5.5 - 6.5mm	到接触点≥7mm
邻牙修复状态	无修复体		有修复体
缺牙间隙的宽度	单颗牙（≥7mm）	单颗牙（＜7mm）	两颗牙或两颗牙以上
软组织解剖	软组织完整		软组织缺损
牙槽嵴解剖	无骨缺损	水平向骨缺损	垂直向骨缺损

拔除患牙，并仔细搔刮拔牙窝，去除所有的根尖病变残余（图4）。

在靠近拔牙窝根方处探查到唇侧骨壁穿孔，但是嵴顶区的颊侧骨壁完整。用皮下注射针头穿过黏膜检查唇侧和腭侧骨壁外形。注意到紧邻唇侧骨壁穿孔缺损区的根方存在浅凹。然后在拔牙窝腭侧骨壁内预备种植位点，并植入SLA表面的Straumann美学种植体（体部直径4.1mm、长度10mm、常规颈修复肩台4.8mm）（图5）。

无意间将种植体植入拔牙窝内偏唇侧的位置，进入了Buser等（2004）定义的危险带内（图7）。

然后调改局部义齿保证对软组织及其下方的种植体愈合无压力（图8）。

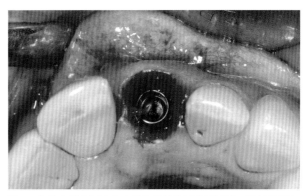

图5　上颌左侧中切牙位点植入种植体后的骀面观。种植体植入时未翻瓣

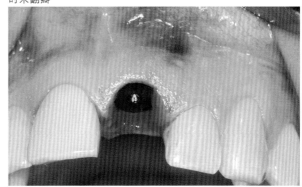

图6　上颌左侧中切牙位点的种植体唇侧观。已安放愈合帽

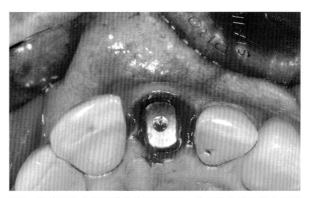

图7　安放了愈合帽的种植体的骀面观。种植体在拔牙窝内偏唇侧的位置

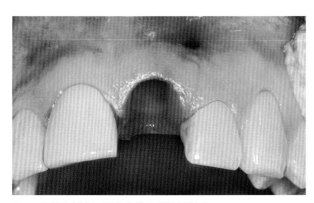

图4　上颌左侧中切牙位点拔牙后的唇侧观

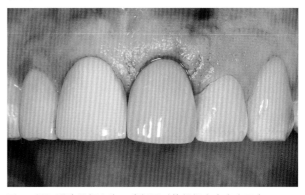

图8　仔细调改局部义齿，确保不对软组织愈合产生压力

手术后组织愈合 2 个月，种植体周围黏膜健康（图9，图10）。

此时，可见黏膜轻度退缩。放射线检查显示种植体周围骨组织正常（图11）。

手术4个月后进入修复治疗程序。应用丙烯酸树脂临时种植修复体，并在6个月间数次调整修复体的唇侧外形，努力降低黏膜退缩。但是对比相邻的右侧中切牙龈缘，种植体的唇侧黏膜已经退缩大约1.5mm。与患者进行了讨论，她拒绝接受纠正黏膜退缩的治疗。手术8个月后戴入螺丝固位的金属烤瓷种植修复体，用瓷贴面修复右侧中切牙（图12～图14）。

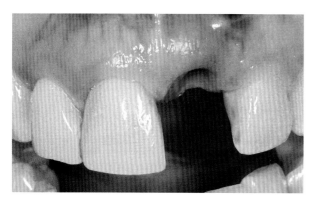

图9　术后软组织愈合2个月，此时可见软组织轻度退缩

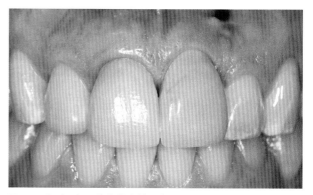

图12　术后8个月种植体支持修复体的口内唇侧观，可见唇侧正中黏膜退缩

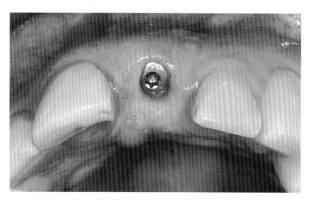

图10　术后2个月种植位点的殆面观，可以清楚看到种植体位置偏唇侧

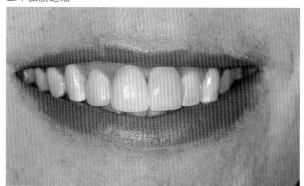

图13　患者中度微笑时的口外正面像

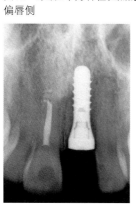

图11　术后2个月种植体的放射线影像

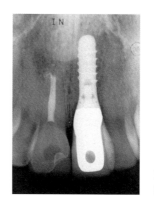

图14　术后8个月时种植体和修复体的根尖放射线片

3年复诊时，上颌左侧中切牙位点种植体周围黏膜健康（图15）。

但是，患者微笑时明显可见唇侧黏膜发生了进一步退缩（图16）。

与相邻中切牙相比，退缩大约2mm。此时的根尖放射线片确认支持骨组织稳定（图17）。

4年复诊时，龈缘稳定，种植体周围骨组织正常（图18，图19）。

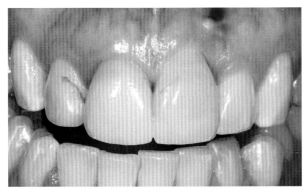

图15 手术3年后种植体的口内唇侧观。与8个月时比较黏膜退缩轻度增加

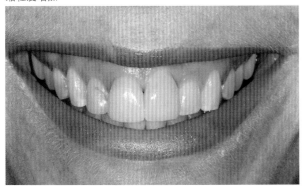

图16 手术3年后患者大笑时的口外正面像。上颌左侧中切牙位点种植体修复体的黏膜退缩清晰可见

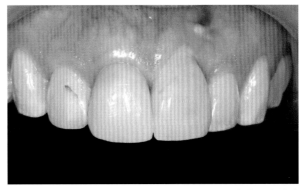

图18 手术4年后种植修复体的口内唇侧观。没有进一步的黏膜退缩

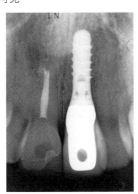

图17 手术3年后种植体的放射线影像

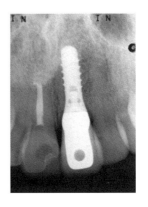

图19 手术4年后种植体的根尖放射线片

讨论

尽管已经获得上颌左侧中切牙种植的功能目标，但美学效果明显受损。对本病例，幸运的是患者并不在意黏膜退缩，并接受了这个美学效果。在分析这一结果时，与之相关的因素可能包括：

- 尽管组织生物型是中厚龈生物型，种植体植入时唇侧骨壁仍然较薄。对严重的垂直向骨吸收，薄骨壁比厚骨壁有更大的相关性（Spray等，2000; Chen等，2007）。因此，牙槽嵴的垂直向吸收导致黏膜退缩。

- 尽管种植体植入在拔牙窝内，但是种植体肩台位于Buser等（2004）描述的唇侧危险带内。种植体在拔牙窝内偏唇侧也增加了黏膜退缩的概率（Chen等，2007; Evans 和 Chen，2008）。在预备上颌前牙拔牙窝时要特别小心，保证种植体肩台更偏腭侧位置。这一要求在不翻瓣手术时更为困难，因为影响了医生的视野。

- 如第2.2节所指出，有报道超过1/3的即刻（Ⅰ型）种植会发生0.5mm或更多的黏膜退缩。大约1/5的位点可能发现1～2mm的退缩。在美学重要区，这种退缩就可以对最终效果产生负面影响。不翻瓣手术的缺点是不方便进行退缩的补救程序，比如冠向复位瓣、辅助性结缔组织移植或同期GBR。在角化黏膜最窄的区域不翻瓣的手术方式可能导致种植体周围角化黏膜减少或消失。

- 在治疗的修复阶段花费了大量时间，努力减少退缩。数次调改临时修复体以降低其颈部凸度。但是，这些步骤并没有阻止退缩的发生。

总之，应该预计到前上颌即刻（Ⅰ型）种植会发生黏膜退缩。在位点为薄龈生物型、菲薄或受损的唇侧骨壁时，种植体肩台在拔牙窝内位置偏唇侧和手术时牙龈有炎症的病例，退缩频率和程度都会增加。

临床建议

- 只有当美学区病例的唇线较低，而且其他条件都有利时才能采用不翻瓣即刻（Ⅰ型）种植：
  - 患者健康，不吸烟。
  - 厚龈生物型。
  - 预先不存在牙龈退缩。
  - 拔牙时唇侧骨壁较厚。
  - 拔牙窝无感染。
  - 单颗牙缺隙。

- 如果唇线较高，不翻瓣即刻种植就只能在此时考虑：
  - 所有上述条件都符合。
  - 治疗前龈缘至少位于邻牙龈缘冠方1.5mm或更多。

- 在拔牙位点，必须小心地保证正确的种植体三维位置。在即刻（Ⅰ型）种植时，应特别注意防止种植体肩台位置在拔牙窝内过于偏唇侧。

- 医生对这些治疗程序应富有经验。

鸣谢

技工室程序

Asling Dental Laboratory, Melbourn, Australia

5.6 上颌侧切牙位点即刻种植后的黏膜退缩

S. Chen, S. Callis

55岁女性患者，转诊至诊所评价上颌右侧侧切牙位点的种植体。患者表达了对种植体支持的临时修复体的外观不满意。6个月前即刻（Ⅰ型）植入种植体。种植体是SLA表面的细种植体（Straumann窄颈种植体，体部直径3.3mm、长度12mm、窄颈修复肩台3.5mm）。医生报告在植入种植体时唇侧骨壁厚而完整。愈合无异常，但是戴入临时修复体后，患者对美学效果不满意。

患者健康，不吸烟，对青霉素过敏。临床检查为中位唇线，大笑时可见上颌切牙龈缘。口内观，临时修复体已戴入种植体（图1）。

与相邻的中切牙和对侧同名侧切牙的龈缘相比，上颌右侧侧切牙位点的种植体龈缘位于其根方2~4mm处。这导致上颌前牙的龈缘非对称性排列。种植体龈缘薄并且存在炎症（图2）。

患者属于厚龈生物型。种植体的放射线片显示周围骨组织正常（图3）。

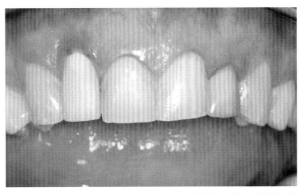

图1 就诊时上前牙列的唇侧观。上颌右侧侧切牙位点的种植体唇侧黏膜明显退缩

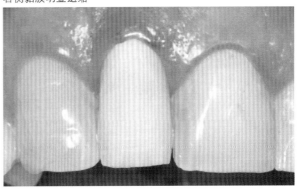

图2 唇侧黏膜薄而且存在炎症。唇侧龈缘中点位于相邻中切牙龈缘根方2mm处

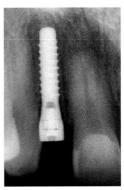

图3 即刻（Ⅰ型）种植3个月后的种植体根尖放射线片

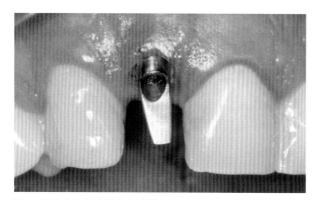

图4　种植体上的个性化角度基台

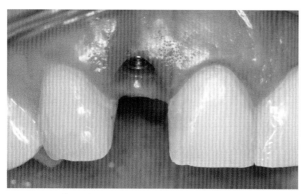

图5　取下基台时，可见种植体肩台位于唇侧黏膜中点根方2mm处

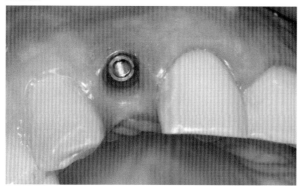

图6　殆面观，确认种植体肩台相对邻牙的偏唇侧位置

取下粘接固位的临时修复体，可见一个明显矫正角度的个性化基台（图4）。

种植体肩台位于黏膜唇侧中点根方约2mm处（图5）。

种植体的殆面观证实种植体不仅唇倾，而且相对邻牙明显唇向错位，进入了Buser等（2004）描述的危险带（图6）。

与患者讨论了如下治疗选项:

1. 不治疗。患者不得不接受受损的美学效果，并且可能发生进一步的黏膜退缩。

2. 结缔组织（CT）移植进行软组织增量（Price和Price，1999）。根据这一选项，将增厚唇侧黏膜，并试图减少退缩。由于种植体唇倾和种植体肩台唇侧错位，这一选择似乎在改善美学效果方面预后不佳。

3. 块状截骨，使种植体复位到更为有利的唇舌向位置上（Kassolis等，2003）。这一方案具有高风险，可能因血供障碍而导致复位骨块丧失，造成贯通性牙槽嵴缺损而且很难修复。同时还存在截骨时损伤邻牙的风险。

4. 取出种植体之后，同期骨移植修复遗留的骨缺损。数月后重新植入种植体。假如在取出种植体过程中没有损失腭侧骨壁，那么这一选择对患者来说可预期性最高。在取出种植体时同样要考虑对邻牙损伤的风险。

与患者详细讨论了这些选择。她对现有美学效果不满，但不希望取出种植体，所以选择了第3种治疗选项。最后讨论了风险，患者知情同意。

治疗计划如下：

1. 取下修复体和基台，并戴入可摘义齿。6～8周之后，黏膜将完全覆盖种植体。
2. 块状截骨并稳定愈合2个月。
3. 转诊至修复医生进行种植体修复。

取出修复体和基台2个月之后，种植体自然龈下愈合（图7，图8）。

翻唇侧黏膜瓣，可见种植体完全被骨覆盖。种植体冠方区域的骨壁较厚，但是根方一半骨壁则相对较薄（图9）。

用小球钻在种植体两侧形成垂直向截骨线，在种植体根方唇侧骨壁形成连接二者的水平截骨线但不穿透腭侧骨壁（图10）。

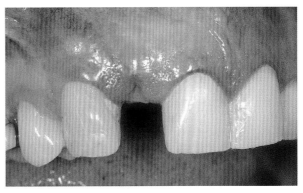

图7　取下修复体和基台2个月之后，种植体被黏膜覆盖。种植体金属肩台处黏膜较薄可见颜色透出，黏膜发灰

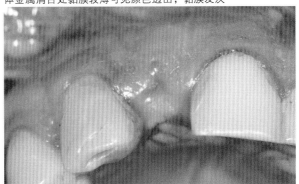

图8　取下上颌左侧侧切牙位点的临时修复体和基台2个月后的殆面观

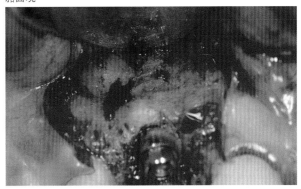

图9　翻瓣之后，可见唇侧骨壁。种植体颈部的唇侧骨壁较厚，但是根方一半较薄

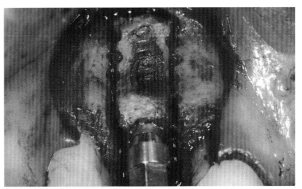

图10　块状截骨，将种植体骨块和周围牙槽骨分离

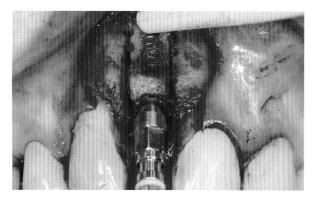

图11　用手对带携带体的种植体向腭侧施压。这导致根方骨的青枝骨折，种植体肩台向腭侧移位2mm

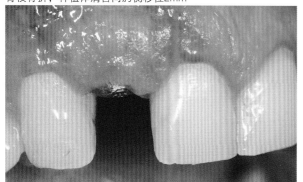

图12　手术 2 周后的种植体口内唇侧观。术中将结缔组织移植在种植体唇侧以增加黏膜厚度

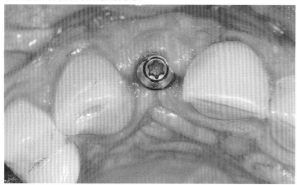

图13　手术2周后的种植体骀面观，现在种植体肩台更偏腭侧位置

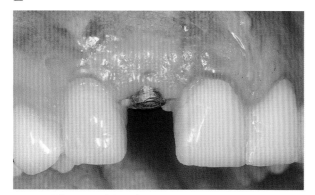

图14　手术 6 周后黏膜退缩，但是只退到相邻中切牙龈缘水平

使用薄骨凿，贯穿整个唇舌向骨厚度，完全垂直向凿断近中和远中截骨线，止于根方的水平截骨线。在种植体上安放携带体，用手轻微施压造成种植体腭侧根方截骨线的青枝骨折。不剥离腭侧黏膜以保持腭侧软组织来源的血供。在轻微压力下，可以将种植体的肩台向腭侧复位2mm（图11）。

在此阶段，注意到复位的骨块具备自我稳定性，推测是因为和腭侧骨壁的紧密接触，因而不需要辅助固定。安放愈合基台，并从腭侧切取结缔组织，移植在种植体唇侧。修整瓣并间断缝合关闭创口。2周之后，愈合过程表现良好，种植体仍然位于新位置上（图12，图13）。

手术6周之后，黏膜变薄并退缩至相邻中切牙龈缘水平（图14）。

放射线检查，已经骨愈合（图15）。

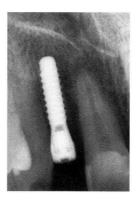

图15　块状截骨和种植体腭侧复位6周后的放射线片，显示已经骨愈合

随后，进行种植体唇侧第二次结缔组织移植，增加种植体颈部的软组织厚度（图16，图17）。

之后患者转回修复医生处修复种植体。重建手术 1 年后复诊，患者对美学效果非常满意（图18）。

与上颌左侧中切牙的龈缘相比，上颌左侧侧切牙位点的种植体龈缘高度仍有明显退缩（图19，图20）。

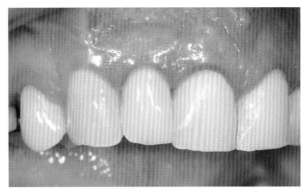

图18　种植体复位手术1年后，种植体上戴入最终修复体

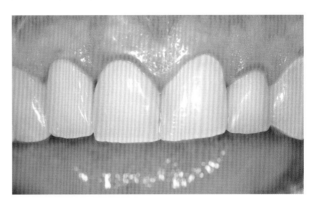

图19　手术1年后，最终修复体在上颌前牙列的唇侧观。和对侧侧切牙龈缘的高度差异仍然很明显，但不像刚就诊时那么明显

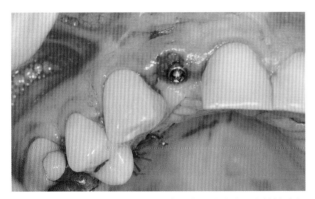

图16　再增加一次移植手术，向种植体唇侧移植更多的结缔组织

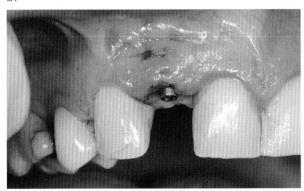

图17　结缔组织移植后的种植体唇侧观

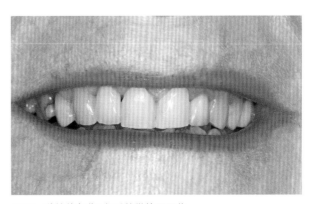

图20　种植体复位1年后的微笑正面像

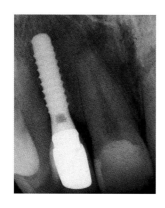

图21 复位手术1年后的种植体根尖放射线片

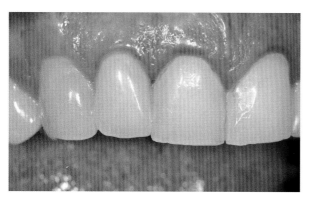

图22 复位手术3年后种植体唇侧观。种植体周围黏膜健康，龈缘位置稳定

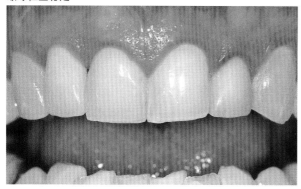

图23 复位手术3年后上颌前牙列唇侧观

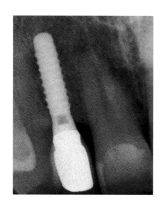

图24 复位手术3年后的种植体根尖放射线片。牙槽嵴骨高度稳定

放射线片显示种植体周围骨组织稳定（图21）。

复位手术3年之后，患者再次复诊。种植体周围黏膜和支持骨健康，龈缘高度稳定（图22～图24）。

讨论

如果种植体的长轴过于唇向倾斜，并且在拔牙窝内又过于偏唇侧，龈缘退缩风险很高。这一错位的可能原因有预备拔牙窝腭侧骨壁不充分和/或钻滑脱，以及种植体植入行程中脱离致密的腭侧骨壁，发生唇向偏移。这一美学并发症很难处理，经常导致治疗效果受损。对美学要求较高的患者，在处理病例时，让医生和患者产生一系列心理和情绪问题。

对本病例选择的治疗方案，一旦复位骨块出现血供障碍，必然导致严重的骨块坏死风险。尽管治疗成功了，美学效果仍然不够理想。但是患者对种植修复的外观是满意的。最终，这才是最重要的考量。

临床建议

· 在拔牙位点，一定要小心地确保正确的种植体三维位置。对于即刻（Ⅰ型）种植，应特别注意防止种植体在拔牙窝内过于偏唇侧。

· 块状截骨复位错位的种植体是一项高风险的治疗程序，应只能由有经验丰富的医生实施。

致谢

修复程序

Dr. Anthony J. Dickinson – Melbourne, Australia

5.7　上颌中切牙位点即刻种植后的黏膜退缩

D. Buser

20岁男性患者，转诊来治疗上颌左侧中切牙位点的种植体周围黏膜重度退缩。种植窝内即刻（Ⅰ型）种植之后，用金属烤瓷修复体即刻修复。戴入修复体数周之内，患者注意到种植体的唇侧黏膜开始退缩。

患者健康、不吸烟。临床检查中，可见种植体（HaTi Implant，HaTi Dental AG，Switzerland）唇侧黏膜严重退缩（图1）。

退缩延伸到非角化黏膜，暴露了种植体-修复体连接处和4mm的种植体表面。黏膜炎症、触痛，轻探出血。在种植体表面可见中度菌斑聚集，种植体两侧龈乳头完整。种植体肩台大约位于相邻中切牙龈缘根方6mm处，在牙弓中的位置明显偏唇侧。根尖放射线片显示种植体的修复肩台很宽（图2），邻面牙槽嵴顶骨完整。

与患者讨论了下列因素：

· 种植体丧失了大量的唇侧骨组织。结合种植体的偏唇侧位置和种植体表面的细菌污染，不可能用硬组织和软组织增量矫正退缩。

· 患者本身很难进行有效的菌斑控制；因此，可以预期种植体周围炎症将持续，并可能最终导致骨支持的进一步丧失。

提出了下列选项：

1. 尽可能保留现有种植体，须认识到种植体最终将需要拔除，而如果希望再次种植则需要硬组织和软组织增量。该选项只能是推迟必然结果的出现时间。

2. 拔除种植体，随后进行重建手术。需要硬组织和软组织重建等多次手术。

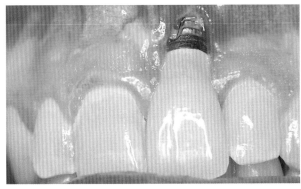

图1　上颌左侧中切牙位点种植体正面观，显示严重的唇侧黏膜退缩和炎症

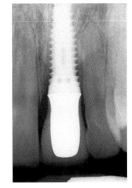

图2　种植体的放射线片显示宽修复台，种植体与相邻侧切牙距离过近、植入过深

提醒患者，无论是现在还以将来拔除种植体的手术都可能损伤邻牙（特别是侧切牙），因为它们与种植体距离太近。进一步提醒患者，最终的美学效果仍然不佳，不论是种植体支持还是传统天然牙支持的固定修复体。患者回去考虑这些选择，到目前仍然未回来治疗。

讨论

本病例显示了前上颌区拔牙窝内植入"直径过大"种植体的风险。医生在这种情况下有时为了增加初始稳定性（特别是计划即刻修复时），以及为了减少种植体和牙槽窝骨壁之间边缘间隙而选择宽直径种植体。但是，这在美学区因为黏膜退缩而代表了高风险程序。在一项前瞻性研究中，在宽直径种植体位点观察到88.7%的黏膜退缩，而在标准直径种植体位点只有48.6%（Small等，2001）。作者也报道了宽直径种植体位点的黏膜退缩量是常规直径种植体位点的3倍（分别平均退缩1.1mm和0.4mm）。本病例种植体肩台水平还位于相邻中切牙龈缘根方深达6mm处。

以下因素可能提高了黏膜退缩风险：

前上颌区拔牙位点植入宽直径种植体几乎都位于Buser等描述的危险带内（2004）（图3，图4）。近期研究显示，尽管种植体可能完全位于拔牙窝内，种植体位置偏唇侧相比偏腭侧更容易发生黏膜退缩（Chen等，2007；Evans和Chen，2008）。近期的实验研究显示，种植体和拔牙窝唇侧骨壁之间最初的水平向间隙越大，垂直向骨吸收越少（Araújo等，2006）。这有助于位点在边缘缺损处形成较宽的再生编织骨，和窄间隙病例在拔牙后剧烈的重建阶段相比，可以减少高度丧失。这提示宽直径种植体减小了边缘间隙，实际上，对减少牙槽嵴顶的骨吸收可能不利。

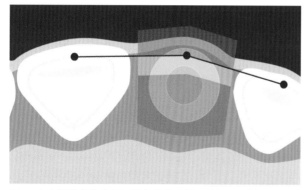

图3 宽直径种植体位于牙槽窝内偏唇侧，并侵入唇侧危险带。结果是导致愈合过程中发生唇侧骨的严重吸收

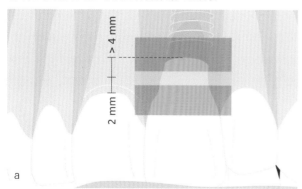
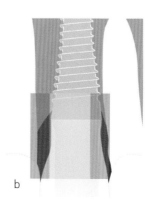

图4a，b 种植体也位于冠根向和远中的危险带内

宽直径种植体的基台直径甚至更大。这导致进一步进入危险带并使周围黏膜变薄，增加了退缩风险。

种植体植入到黏膜较深处，在正常生理性重建中将丧失更多边缘骨。

这一病例也强调了难以矫正的美学并发症患者的处理难度。唯一改善效果的方法是拔除种植体，重建所形成的硬组织和软组织缺损。损伤邻牙是一项重要的风险因素，必须告知患者并被患者接受。

临床建议

· 宽直径/宽肩台种植体不适于前上颌的拔牙位点种植。

· 拔牙窝内植入种植体时，不应该努力减少或消除种植体和牙槽窝骨壁之间的边缘间隙。

· 一旦发生种植体周围感染，宽直径种植体会导致巨大的局部骨缺损，并影响健康的邻牙。如果需要拔除种植体，那么这些巨大缺损很难处理。

· 在前上颌拔牙位点应使用标准直径种植体。即刻（Ⅰ型）种植时，应该保持种植体唇侧表面和牙槽窝骨壁之间的边缘间隙。

· 在拔牙位点，必须小心地确保正确的种植体肩台三维位置。即刻（Ⅰ型）种植时，应特别注意防止种植体位置偏唇侧。

5.8　总结

S. Chen, D. Buser

这些病例说明某些生物性和美学问题可能与拔牙位点种植相关。只要可能，就要处理生物性和美学并发症。但是，这些所有病例的种植治疗效果都将受到损害。这说明了选择合适治疗方案、降低并发症风险的重要性。

在治疗的计划阶段，医生必须明确并发症的风险，并估计发生并发症的程度。医生应提出以下问题：

如果并发症发生了：

- 能否被治疗，而不会造成任何长期的功能性或美学影响？
- 能否影响长期的功能性和美学成功？
- 能否导致矫正治疗程序失败、种植体脱落以及相邻组织丧失？

例如，为一名患者考虑即刻种植即刻修复上颌中切牙。如果所有条件合适，也就是低位唇线、厚龈生物型、完整唇侧骨壁、拔牙窝无感染、合适的咬合类型以及理想的初始稳定性，那么患者最大的风险就是黏膜退缩和种植体不能发生骨结合。如果发生退缩，这对患者也不会是严重的问题。如果种植体没有实现骨结合而且伴随局部硬组织和软组织丧失，由于唇线低再次治疗也能得到可接受的效果。但是，如果患者不能进行术后复诊，那么即使临床条件合适，即刻种植/即刻修复也存在太大的风险。如果种植体松动伴随周围组织感染，且没有及时处理，感染可能会扩散到相邻组织中，导致周围组织严重受损。

一个相反的情况是，为一名高位唇线、薄组织生物型、高美学需求的患者考虑即刻种植即刻修复。如果黏膜退缩发生或种植体没有发生骨结合，并造成硬组织和软组织丧失，那么美学问题将严重而持续存在。因此，该患者的这一治疗方案风险过高。早期（Ⅱ型）种植方案提供了良好的低美学风险的治疗选择。

如前讨论，问题和并发症是临床的一部分。关键因素是医生应该基于对患者彻底的检查和诊断，推荐治疗方案和选择生物材料。应该选择并发症风险最低的治疗方案。医生必须接受充分教育并富有经验，以提供准确的治疗建议。

6　参考文献

Adriaens PA. Preservation of bony sites. In: Lang NP, Karring T, Lindhe J, editors. Proceedings of the 3rd European Workshop on Periodontology: Implant Dentistry. Berlin: Quintessenz; 1999 p.266-280.

Akimoto K, Becker W, Persson R, Baker DA, Rohrer MD,O`Neal RB. Evaluation of titanium implants placed into simulated extraction sockets: a study in dogs. Int J Oral Maxillofac Implants. 1999 May-Jun; 14(3): 351-60.

Alliot B, Piotrowski B, Marin P, Zahedi. S, Brunel G. Regeneration procedures in immediate tansmucosal implants: an animal study. Int J Oral Maxillofac Implants.1999 Nov-Dec; 14(6):841-8.

Amler MH, Johnson PL, Salman I. Histological and histochemical investigation of human alveolar socket healing in undisturbed extraction wounds. J Am Dent Assoc. 1960 Jul; 61:32-44.

Amler MH. The time sequence of tissue regeneration in human extraction wounds. Oral Surg Oral Med Oral Pathol. 1969 Mar; 27(3):309-18.

Araújo MG, Lindhe J. Dimensional ridge alterations following tooth extraction. An experimental study in the dog. J Clin Periodontol. 2005 Fed; 32(2):212-8. (a)

Araújo MG, Sukekava F, Wennstrom JL, Lindhe J. Ridge alterations following implant placement in fresh extraction sockets: an experimental study in the dog. J Clin Periodontol. 2005 Jun; 32(6):645-52. (b)

Araújo MG, Wennstrom JL, Lindhe J, Modeling of the buccal and lingual bone walls of fresh extraction sites following implant installation. Clin Oral Implants Res. 2006 Dec; 17(6):606-14.

Artzi Z, Tal H, Dayan D. Porous bovine bone mineral in healing of human extraction sockets. Part 1: histomorphometric evaluations at 9 months. J Periodontol. 2000 Jun; 71(6):1015-23.

Bain CA, Moy PK. The association between the failure of dental implants and cigarette smoking. Int J Oral Maxillofac Implants. 1993; 8(6):609-15.

Barone A, Rispoli L, Vozza I, Quaranta A, Covani U. Immediate restoration of singe implants placed immediately tooth extraction. J Periodontol. 2006 Nov; 77(11):1941-20.

Beagle JR, The immediate placement of endosseous dental implants in fresh extraction sites. Dent Clin North Am. 2006 Jul; 50(3):375-89,vi.

Becker W, Dahlin C, Becker BE, Lekholm U, van Steenberghe D, Higuchi K, Kultje C. The use of e-PTFE barrier membranes for bone promotion around titanium implants placed into extraction sockets: a prospective multicenter study. .Int J Oral Maxillofac Implants. 1994 Jan-Feb; 9(1):31-40. (a)

Becker W, Becker BE, Polizzi G, Bergstrom C. Autogenous bone grafting of bone defects adjacent to implants placed into immediate extraction sockets in patients: A prospective study. Int J Oral Maxillofac Implants. 1994 Jul-Aug; 9(4):389-396. (b)

Belser UC, Bernard JP, Buser D. Implant-supported restorations in the anterior region: prosthetic considerations. Pract Periodontics Aesthet Dent. 1996 Nov-Dec; 8(9):875-83; quiz 884.

Belser UC, Buser D, Hess D, Schmid B, Bernard JP, Lang NP. Aesthetic implant restorations in partially edentulous patients: a critical appraisal. Periodontol 2000. 1998 Jun; 17:132-50.

Berglundh T, Lindhe J. Dimension of the peri-implant mucosa. Biological width revisited. J Clin Periodontol. 1996 Oct; 23(10):971-3.

Bianchi AE, Sanfilippo F. Single-tooth replacement by immediate implant and connective tissue graft: a 19-year clinical evaluation. Clin Oral Implants Res. 2004 Jun; 15(3):269-77.

Botticelli D, Berglundh T, Lindhe J. Hard-tissue alterations following immediate implant placement in extraction sites. J Clin Periodontol. 2004 Oct; 31(10):820-8.

Boyne PJ. Osseous repair of the postextraction alveolus in man. Oral Surg Oral Med Oral Pathol. 1966 Jun; 21(6):805-13.

Brunel G, Benque E, Elharar F, Sansac C, Duffort JF, Barthet P, Baysse E, Miller N. Guided bone regeneration for immediate non-submerged implant placement using bioabsorbable materials in beagle dogs. Clin Oral Implants Res. 1998 Oct; 9(5):303-12.

Buser D, Bragger U, Lang NP, Nyman S. Regeneration and enlargement of jaw bone using guided tissue regeneration. Clin Oral Implants Res. 1990 Dec; 1(1):22-32.

Buser D, Dula K, Belser U, Hirt HP, Berthold H. Localized ridge augmentation using guided bone regeneration. 1. Surgical procedure in the maxilla. Int J Periodontics Restorative Dent. 1993; 13(1):29-45.

Buser D, Dula K, Hirt HP, Schenk PK. Lateral ridge augmentation using autografts and barrier membranes: a clinical study with 40 partially edentulous patients. J Oral Maxillofac Surg. 1996 Apr; 54(4):420-32.

Buser D, Hoffmann B, Bernard JP, Lussi A, Mettler D, Schenk RK. Evaluation of filling materials in membrane-protected bone defects. A comparative histomorpho-metric study in the mandible of miniature pigs.Clin Oral Implants Res. 1998 Jun; 9(3):137-50.

Buser D, von Arx T, ten Bruggenkate C, Weingart D. Basic surgical principles with ITI implants. Clin Oral Implants Res. 2000; 11 suppl 1:59-68.

Buser D, Martin W, Belser UC. Optimizing esthetics for implant restorations in the anterior maxilla. Int J Oral Maxillofac Implants. 2004; 19 Suppl:43-61.

Buser D, Martin WC, Belser UC. Surgical considerations with regard to single-tooth replacements in the esthetic zone. In: Buser U, Wismeijer D, editors. ITI Treatment Guide, Vol. I: Implants therapy in the esthetic zone: single-tooth replacements. Berlin: Quintessenz; 2007. p.26-37.

Buser D, Chen ST, Weber HP, Belser U. The concept of early implant placement following single tooth extraction in the esthetic zone: biologic rationale and surgical procedures. Int J Periodontics Restorative Dent. 2008 (accepted for publication).

Buser D, Halbritter S, Hart C, Bornstein MM, Grutter L, Chappuis V, Belser UC. Early implant placement with simultaneous GBR following single-tooth extraction in the esthetic zone. 12-month results of a prospective study with 20 consecutive patients. J Periodontol. 2009(accepted for publication).

Camargo PM, Lekovic V, Weinlaender M, Klokkevold PR, Kenney EB. Dimitrijevic B, Nedic M, Jancovic S, Orsini M. Influence of bioactive glass on changes in alveolar process dimensions after exodontia. Oral Surg Oral Med Oral Pathol Radiol Endod. 2000 Nov; 90(5):581-6.

Cangini F, Cornelini R. A comparison between enamel matrix derivative and bioabsorbable membrane to enhance healing around transmucosal immediate post-extraction implants. J Periodontol. 2005 Oct; 76(10)1785-92.

Cardaropoli G, Araújo M, Lindhe J. Dynamics of bone tissue formation in tooth extraction sites. An experimental study in dogs. J Clin Periodontol. 2003 Sep; 30(9):809-18.

Carlsson GE, Ericson S. Changes in the soft-tissue profile of the face following extraction and denture treatment. A longitudinal X-ray cephalometric study. Odontol Tidskr. 1967 Apr 20; 75(2):69-98.

Chen ST, Wilson TG Jr, Hämmerle CH. Immediate or early placement of implants following tooth extraction: review of biologic basis, clinical procedures, and outcomes. Int J Oral Maxillofac Implants. 2004; 19 Suppl:12-25.

Chen ST, Darby IB, Adams GG, Reynolds EC. A prospective clinical study of bone augmentation techniques at immediate implants. Clin Oral Implants Res. 2005 Apr; 16(2):176-84.

Chen ST, Darby IB, Reynolds EC. A prospective clinical study of non-submerged immediate implants: clinical outcomes and esthetic results. Clin Oral Implants Res. 2007 Oct; 18(5):552-62. Epud 2007 Jun 30.

Choquet V, Hermans M, Adriaenssens P, Daelemans P, Tarnow DP, Malevez C. Clinical and radiographic evaluation of the papilla level adjacent to single-tooth dental implants. A retrospective study in the maxillary anterior region. J Periodontol. 2001 Oct; 72 (10):1364-71.

Cochran DL, Hermann JS, Schenk RK, Higginbottom FL, Buser D. Biologic width around titanium implants. A histometric analysis of the implanto-gingival junction around unloaded and loaded nonsubmerged implants in the canine mandible .J Periodontol. 1997 Feb;68(2):186-98.

Cornelini R, Cangini F, Martuscelli G, Wennström J. Deproteinized bovine bone and biodegradabile barrier membranes to support healing following immediate placement of transmucosal implants: a short-term controlled clinical trial. Int J Periodontics Restorative Dent. 2004 Dec; 24(6):555-63.

Covani U, Cornelini R, Barone A. Bucco-lingual bone

remodeling around implants placed into immediate extraction sockets: a case series. J Periodontol. 2003 Feb; 74(2):268-73.

Covani U, Bortolaia C, Barone A, Sbordone L. Bucco-lingual crestal bone changes after immediate and delayed implant placement. J Periodontol. 2004 Dec;75(12):1605-12.

Covani U, Marconcini S, Galassini G, Cornelini R, Santini S, Barone A. Connective tissue graft used as a biologic barrier to cover an immediate implant. J Periodontol. 2007 Aug; 78(8):1644-9.

Crespi R, Cappare P, Gherlone E, Romanos GE. Immediate occlusal loading of implants placed in fresh sockets after tooth extraction. Int J Oral Maxillofac Implants.2007 Nov-Dec; 22(6);955-62.

Dawson T. Chen ST. The SAC classification in implant dentistry. Berlin: Quintessenz; 2009.

De Bruyn H, Collaert B. The effect of smoking on early implant failure. Clin Oral Implants Res. 1994 Dec;5(4):260-4.

De Kok IJ, Chang SS, Moriarty JD, Cooper LF. A retrospective analysis of peri-implant tissue responses at immediate load/provisionalized microthreaded implants. Int J Oral Maxillofac Implants. 2006 May-Jun; 21(3):405-12.

Degidi M, Piattelli A, Gehrke P, Fellice P, Carinci F. Fiveyear outcome of 111 immediate nonfunctional single restorations. J Oral Implantol. 2006; 32(6):277-85.

Evans CJD, Chen ST. Esthetic outcomes of immediate implant placement. Clin Oral Impl Res. 2008; 19:73-80.

Evian CI, Rosenberg ES, Cosslet JG, Corn H. The osteogenic activity of bone removed from healing extraction sockets in human. J Periodontol. 1982 Feb; 53(2):81-5.

Evian CI, Emling R, Rosenberg ES, Waasdorp JA, Halpern W, Shah S, Garcia M. Retrospective analysis of implant survival and the influence of periodontal disease and immediate placement on long-term results. Int J Oral Maxillofac Implants. 2004 May-Jun; 19(3):393-8.

Ferrara A, Galli C, Mauro G, Macaluso GM. Immediate provisional restoration of postextraction implants for maxillary single-tooth replacement. Int J periodontics Restorative Dent. 2006 Aug; 26(4):371-7.

Fiorellini JP, Howell TH, Cochran D, Malmquist J, Lilly LC, Spagnoli D, Toljanic J, Jones A, Nevins M. Randomized study evaluating recombinant human bone morphogenetic protein-2 for extraction socket augmentation. J Periodontol. 2005 Apr; 76(4):605-13.

Fugazzotto PA. Success and failure rates of osseointegrated implants in fuction in regenerated bone for 6 to 51 months: a preliminary report. Int J Oral Maxillofac Implants. 1997 Jan-Feb; 12(1):17-24.

Fugazzotto PA. Placement in maxillary first premolar fresh extraction sockets: description of technique and report of preliminary result. J Periodontol. 2002 Jun; 73(6):669-74.

Fugazzotto PA. Implant placement at the time of maxillary molar extraction: technique and report of preliminary results of 83 sites. J Periodontol. 2006 Feb; 77(2):302-9.

Fugazzotto PA, Lightfoot WS, Jaffin R, Kumar A. Implant placement with or without simultaneous tooth extraction in patients taking oral bisphosphonates: postoperative healing, early follow-up, and the incidence of complications. Int J Periodontol. 2007 Sep; 78(9):1664-9.

Fugazzotto PA. Implant placement at the time of maxillary molar extraction; treatment protocols and report of results. J Periodontol. 2008 Feb; 79(2):216-23.

Ganeles J, Wismeijer D. Early and immediately restored and loaded dental implants for single-tooth and partialarch applications. Int J Oral Maxillofac Implants. 2004;19 Suppl:92-102.

Gelb DA. Immediate implants surgery: three-year retrospective evaluation of 50 consecutive cases. Int J Oral Maxillofac Implants. 1993; 8(4):388-99.

Grunder U, Spielman HP, Gaberthuel T. Implant-supported single tooth replacement in the aesthetic region: a complex challenge. Pract Periodontics Aesthet Dent.1996 Nov-Dec; 8(9):835-42, quiz 844.

Grunder U. Stability of the mucosal topography around single-tooth implants and adjacent teeth: 1-year results.Int J Periodontics Restorative Dent. 2000 Feb;20(1):11-7.

Hämmerle CH, Chiantella GC, Karring T, Lang NP. The effect of a deproteinized bovine bone mineral on bone regeneration around titanium dental implants. Clin Oral Implants Res. 1998 Jun; 9(3):151-62.

Hämmerle CH, Chen ST, Wilson TG Jr. Consensus statements and recommended clinical procedures regarding the placement of implants in extraction sockets. Int J Oral Maxillofac Implants. 2004; 19 suppl:26-8.

Higginbottom F, Belser U, Jones J, Keith S. Prosthetic management of implants in the esthetic zone. Int J Oral Maxillofac Implants. 2004; 19 Suppl:62-72.

Horwitz J, Zuabi O, Peled M, Machtei EE. Immediate and delayed restoration of dental implants in periodontally susceptible patients: 1-year results. Int J Oral Maxillofac Implants. 2007 May-Jun; 22(3):423-9.

Hurzeler MB, Strub JR. Guided bone regeneration around exposed implants: A new bioresorbable device and bioresorbable membrane pins. Pract Periodontics Aesthet Dent. 1995 Nov-Dec; 7(9)37-47; quiz 50.

Hutmacher D, Hurzeler MB, Schliephake H. A review of material properties of biodegradable and bioresorbable polymers and devices for GTR and GBR applications. Int J Oral Maxillofac Implants. 1996 Sep-Oct;11(5):667-78.

Iasella JM, Greenwell H, Miller RL, Hill M, Drisko C, Bohra AA, Scheetz JP. Ridge preservation with freezedried bone allograft and a collagen membrane compared to extraction alone for inplant site development:a clinical and histologic study in humans.J Periodontol.2003 Jul;74(7):990-9.

Johnson K. A study of the dimensional changes occurring in the maxilla after tooth extraction. Part 1: Normal healing. Aust Dent J 1963; 7:428-434.

Juodzbalys G, Wang HL. Soft and hard tissue assessment of immediate implant placement: a case series. Clin Oral Implants Res. 2007 Apr; 18(2)237-43.

Kan JY, Rungcharassaeng K, Lozada J. Immediate placement and provisionalization of maxillary anterior single inplants: 1-year prospective study. Int J Oral Maxillofac Implants. 2003 Jan-Feb; 18(1):31-9.(a)

Kan JY, Rungcharassaeng K, Umezu K, Kois JC. Dimensions of peri-implant mucosa: an evaluation of maxillary anterior single implants in humans. J Periodontol. 2003 Apr; 74(4):557-2.(b)

Kan JY, Rungcharassaeng K. Interimplant papilla preservation in esthetic zone: a report of six consecutive cases. Int J Periodontics Restorative Dent. 2003 Jun; 23(3):249-59.(c)

Kan JY, Rungcharassaeng K, Lozada JL. Bilaminar subepithelial connective tissue grafts for immediate implant placement and provisionalization in the esthetic zone. J Calif Dent Assor. 2005 Nov; 33(11):865-71.

Kan JY, Rungcharassaeng K, Sclar AG, Lozada JL. Effects of the facial osseous defect morphology on gingival dynamics after immediate tooth replacement and guided bone regeneration: 1-year results. J Oral Maxillofac Surg. 2007 Jul; 65(7) Suppl 1:13-9.

Kassolis JD, Baer ML, Reynolds MA. The segmental osteotomy in the management of malposed implants: a case report and literature review. J Periodontol. 2003 Apr; 74(4):529-36.

Khoury F, Happe A. Soft tissue management in oral implantology: a review of surgical techniques for shaping an esthetic and functional peri-implant soft tissue structure. Quintessence Int. 2000 Jul-Aug; 31(7):483-99.

Koch G, Bergendal T, Kvint S, Johansson UB, editors. Consensus conference on oral implants in young patients. Stockholm: Gothia; 1996.

Kois JC. Predictable single tooth peri-implant esthetics: five diagnostic keys. Compend Contin Educ Dent. 2004 Nov; 25(11):895-6,898,900 passim; quiz 906-7.

Lang NP, Berglundh T, Heitz-Mayfield LJ, Pjetursson BE, Salvi GE, Sanz M. Consensus statements and recommended clinical procedures regarding implant survival and complications. Int J Oral Maxillofac Implants. 2004; 19 Suppl:150-4.

Langer B, Calagna L. The subepithelial connective tissue graft. J Prosthet Dent. 1980 Oct; 44(4):363-7.

Lazzara RJ. Immediate implant placement into extractionsites: surgical and restorative advantages. Int J Periodontics Restorative Dent. 1989; 9(5):332-43.

Lekovic V, Kenney EB, Weinlaender M, Han T, Klokkevold P, Nedic M, Orsini M. A bone regenerative approach to alveolar ridge maintenance following tooth extraction. Report of 10 cases. J Periodontol. 1997 Jun;68(6):563-70.

Lekovic V, Camargo PM, Klokkevold PR, Weinlaender M, Kenney EB, Dimitrijevic B, Nedic M. Preservation of alveolar bone in extraction sockets using bioabsorbable membranes. J Periodontol. 1998 Sep; 69(9):1044-9.

Leonhardt A, Dahlen G, Renvert S. Five-year clinical, microbiological and radiological outcome following treatment of peri-implantitis in man. J Periodontol. 2003 Oct; 74(10):1415-22.

Lindeboom JA, Tjiook Y, Kroon FH. Immediate placement of implants in periapical infected sites: a prospective randomized study in 50 patients. Oral Surg Oral Med Oral Pathol Oral Radiol Endod. 2006 Jun; 101(6):705-10. Epub 2006 Mar 22.

Locante WM. Single-tooth replacements in the esthetic zone with an immediate function implant: a preliminary report. J Oral Implantol. 2004; 30(6):369-75.

Malo P, Friberg B, Polizzi G, Gualini F, Vighagen T, Rangert B. Immediate and early function of Branemark System implants placed in the esthetic zone: a 1-year prospective clinical multicenter study. Clin Implant Dent Relat Res. 2003; 5 Suppl 1:37-46.

Mangos JF. The healing of extraction wounds. An experimental study based on microscopic and radiographic investigations. N Z Dent J. 1941; 37:4-22.

Martin WC, Morton D, Buser D. Diagnostic factors for esthetic risk assessment. In: Belser U, Wismeijer D, editors. ITI Treatment Guide, Vol I: Implant therapy in the esthetic zone: single-tooth replacements. Berlin: Quintessenz; 2007. p.11-20.

Marx RE, Sawatari Y, Fortin M, Broumand V. Bisphosphonate-induced exposed bone (osteo-necrosis/osteopetrosis) of the jaws: risk factors, recognition, prevention, and treatment. J Oral Maxillofac surg.2005 Nov;63(11):1567-75.

Mayfield LJA. Immediate, delayed and late submerged and transmucosal implants. In: Lang NP, Karring T, Lindhe J, editors. Proceedings of the 3rd European Workshop on Periodontology: Implant Dentistry. Berlin: Quntessenz; 1999. p.520-534.

Mombelli A, Lang NP. Antimicrobial treatment of periimplant infections. Clin Oral Implants Res. 1992 Dec; 3(4):162-8.

Mombelli A, Cionca N. Systemic diseases affecting osseointegration therapy. Clin Oral Implants Res. 2006 Oct; 17 Suppl 2:97-103.

Muller HP, Heinecke A, Schaller N, Eger T. Masticatory mucosa in subjects with different periodontal phenotypes. J Clin Periodontol. 2000 Sep; 27(9):621-6.

Nemcovsky CE, Artzi Z, Moses O. Rotated split palatal flap for soft tissue primary coverage over extraction sites with immediate implant placement. Description of the surgical procedure and clinical results. J Periodontol. 1999 Aug ; 70(8):926-34.

Nemcovsky CE, Artzi Z, Moses O, Gelernter I. Healing of dehiscence defects at delayed-immediate implant sites primarily closed by a rotated palatal flap following extraction. Int J Oral Maxillofac Implants. 2000 Jul-Aug; 15(4):550-8.

Nemcovsky CE, Artzi Z. Comparative study of buccal dehiscence defects in immediate, delayed, and late maxillary implant placement with collagen membranes: clincal healing between placement and second-stage surgery. J Periodontol. 2002 Jul; 73(7):745-61.(a)

Nemcovsky CE, Artzi Z, Moses O, Gelernter I. Healing of marginal defects at implants placed in fresh extraction sockets or after 4-6 weeks of healing. A comparative study. Clin Oral Implants Res. 2002 Aug: 13(4):410-9.(b)

Nevins M, Camelo M, De Paoli S, Friedland B, Schenk RK, Parma-Benfenati S, Simion M, Tinti C, Wagenberg B. A study of the fate of the buccal wall of extraction sockets of teeth with prominent roots. Int J Periodontics Restorative Dent. 2006 Fed; 26(1):19-29.

Norton MR. A short-term clinical evaluation of immediately restored maxillary TiOblast single-tooth implants. Int J Oral Maxillofac Implants. 2004 Mar-Apr; 19(2):274-81.

Nyman S, Lang NP, Buser D, Bragger U. Bone regeneration adjacent to titanium dental implants using guided tissue regeneration: a report of two cases. Int J Oral Maxillofac Implants. 1990 Spring; 5(1):9-14.

Perry J, Lenchewski E. Clinical performance and 5-year retrospective evaluation of Frialit-2 implants. Int J Oral Maxillofac Implants. 2004 Nov-Dec; 19(6):887-91.

Price RB, Price DE. Esthetic restoration of a single-tooth dental implant using a subepithelial connective tissue graft: a case report with 3-year follow-up. Int J Periodontics Restorative Dent. 1999 Feb; 19(1):92-101.

Quinlan P, Nummikoski P, Schenk R, Cagna D, Mellonig J, Higginbottom F, Lang K, Buser D, Cochran D. Immediate and early loading of SLA ITI single-tooth implants: an in vivo study. Int J Oral Maxillofac Implants. 2005 May-Jun; 20(3):360-70.

Romanos G, Toh CG, Siar CH, Swaminathan D, Ong AH, Donath K, Yaacob H, Nentwig GH. Peri-implant bone reactions to immediately loaded implants. An experimental study in monkeys. J Periodontol. 2001 Apr; 72(4)506-11.

Ryser MR, Block MS, Mercante DE. Correlation of papilla to crestal bone levels around single tooth implants in immediate or delayed crown protocols. J Oral Maxillofac Surg. 2005 Aug; 63(8):1184-95.

Sammartino G, Marenzi G, di Lauro AE, Paolantoni G. Aesthetics in oral implantology: biological, clinical, surgical, and prosthetic aspects. Implant Dent. 2007 Mar; 16(1):54-65.

Sanchez-Perez A, Moya-Villaescusa MJ, Caffesse RG. Tobacco as a risk factor for survival of dental implants. J Periodontol. 2007 Fed; 78(2):351-9.

Schropp L, Kostopoulos L, Wenzel A. Bone healing following immediate versus delayed placement of titanium implants into extraction sockets: a prospective clinical study. Int J Maxillofac Implants. 2003 Mar-Apr; 18(2):189-99.(a)

Schropp L, Wenzel A, Kostopoulos L, Karring T. Bone healing and soft tissue contour changes following single-tooth extraction: A clinical and radiographic 12-month prospective study. Int J Periodontics Restorative Dent. 2003 Aug; 23(4):313-23.(b)

Schropp L, Kostopoulos L, Wenzel A, Isidor F. Clinical and radiographic performance of delayed-immediate single-tooth implant placement associated with periimplant bone defects. A 2-year prospective, controlled, randomized follow-up report. J Clin Periodontol. 2005 May; 32(5):480-7.

Schwartz-Arad D, Chaushu G. Immediate implant placement:a procedure without incisions. J Periodontol. 1998 Jul; 69(7):743-50.

Schwartz-Arad D, Grossman Y, Chaushu G. The clinical effectiveness of implants placed immediately into fresh extraction sites of molar teeth. J Periodontol. 2000 May; 71(5):839-44.

Schwartz-Arad D, Laviv A, Levin L. Survival of immediately provisionalized dental implants placed immediately into fresh extraction sockets. J Periodontol. 2007 Fed; 78(2):219-23.

Sclar AG. Ridge preservation for optimal esthetics and function: The Bio-Col technique. Compendium 1999; 6(1) suppl:3-11.

Sclar AG. The Bio-Col technique. In: Soft tissue and esthetic considerations in implant therapy. Quintessence, 2003. p.75-112. (a)

Sclar AG. Treatment algorithms for esthetic implant therapy. In: Soft tissue and esthetic considerations in implant therapy. Quintessence, 2003. p 263-273.

Sclar AG. Flap designs and considerations for esthetic implant therapy. In: Soft tissue and esthetic considerations in implant therapy. Quintessence, 2003. p70-74.(c)

Sclar AG. Strategies for management of single-tooth extraction sites in aesthetic implant therapy. J Oral Maxillofac Surg. 2004 Sep; 62 (9 suppl 2):90-105.

Scully C, Madrid C, Bagan J. Dental endosseous implants in patients on bisphosphonate therapy. Implant Dent. 2006 Sep; 15(3):212-8.

Serion G, Biancu S, Iezzi G, Piattelli A. Ridge preservation following tooth extraction using a polylactide and polyglycolide sponge as space filler: a clinical and histological study in humans. Clin Oral Implants Res. 2003 Oct; 14(5):651-8.

Siegenthaler DW, Jung RE, Holderegger C, Roos M, Hämmerle CH. Replacement of teeth exhibiting periapical pathology by immediate implants: a prospective, controlled clinical trial. Clin Oral Implants Res. 2007 Dec; 18(6):37. Epud 2007 Sep 20.

Simion M, Dahlin C, Trisi P, Piattelli A. Qualitative and quantitative comparative study on different filling materials used in bone tissue regeneration:

a controlled clinical study. Int J Periodontics Restorative Dent.1994 Jun; 14(3):198-215.

Simion M, Misitano U, Gionso L, Salvato A. Treatment of dehiscences and fenestrations around dental implants using resorbable and nonresorbable membranes associated with bone autografts: a comparative clinical study. Int J Oral Maxillofac Implants. 1997 Mar-Apr; 12(2):159-67.

Simion M, Jovanovic SA, Trisi P, Scarano A, Piattelli A. Vertical ridge augmentation around dental implants using a membrane technique and autogenous bone or allografts in humans. Int J Periodontics Restorative Dent. 1998 Fed; 18(1):8-23.

Simion M, Fontana F, Rasperini G, Maiorana C. Vertical ridge augmentation by expanded-polytetrafluoroethylene membrane and a combination of intraoral autogenous bone graft and deproteinized anorganic bovine bone (BioOss). Clin Oral Implants Res. 2007 Oct; 18(5):620-9.

Simon BI, Von Hagen S, Deasy MJ, Faldu M, Resnansky D. Changes in alveolar bone height and width following ridge augmentation using bone graft and membranes.J Periodontol. 200 Nov; 71(11):1774-91.

Small PN, Tarnow DP, Cho SC. Gingival recession around wide-diameter versus standard-diameter implants: a 3-to 5-year longitudinal prospective study. Pract Proced Aesthet Dent. 2001 Mar; 13(2):143-6.

Spray JR, Black CG, Morris HF, Ochi S. The influence of bone thickness on facial marginal bone response: stage 1 placement through stage 2 uncovering. Ann Periodontol. 2000 Dec; 5(1):119-28.

Stentz W, Mealey BL, Gunsolley JC, Waldrop TC. Effects of guided bone regeneration around commercially pure titanium and hydroxyapatite-coated dental implants. II. Histologic Analysis. Periodontol. 1997 Oct; 68(10)933-49.

Strietzel FP, Reichart PA, Kale A, Kulkarni M, Wegner B, Kuchler I. Smoking interferes with the prognosis of dental implant treatment: a systematic review and meta-analysis. J Clin Periodontol. 2007 Jun; 34(6):523-44.

Van Assche N, van Steenberghe D, Guerrero ME, Hirsch E, Schutyser F, Quirynen M, Jacobs R. Accuracy of implant placement based on pre-surgical planning of three-dimensional cone-beam images: a pilot study. J Clin Periodontol. 2007 Sep; 34(9):816-21.

Van de Velde T, Glor F, De Bruyn H. A model study on flapless implant placement by clinicians with a different experience level in implant surgery. Clin Oral Implants Res. 2008 Jan; 19(1):66-72. Epub 2007 Oct 22.

Vanden Bogaerde L, Rangert B, Wendelhag I. Immediate/ early function of Branemark System TiUnite implants in fresh extraction sockets in maxillae and posterior mandibles: an 18-month prospective clinical study. Clin Implants Dent Relat Res. 2005; 7 Suppl 1:121-30.

Von Arx T, Buser D. Horizontal Ridge augmentation using autogenous block grafts and the guided bone regeneration technique with collagen membranes: a clinical study with 42 patients. Clin Oral Implants Res. 2006 Aug; 17(4):359-66.

Wagenberg B, Froum SJ. A retrospective study of 1925 consecutively placed immediate implants from 1988 to 2004. Int J Oral Maxillofac Implants. 2006 Jan-Fed; 21(1):71-80.

Wilson TG Jr, Weber HP. Classification of and therapy for areas of deficient bony housing prior to dental implant placement. Int J Periodontics Restorative Dent. 1993 Sep-Oct; 13(5):451-9.

Wöhrle, PS. Single-tooth replacement in the aesthetic zone with immediate provisionalization: fourteen consecutive case reports. Pract Periodontics Aesthet Dent. 1998 Nov-Dec; 10(9):1107-14; quiz 1116.

Wood DL, Hoag PM, Donnenfeld OW, Rosenfeld LD. Alveolar crest reduction following full and partial thickness flaps. Periodontol. 1972 Mar; 43(3):141-4.

Zitzmann NU, Naef R, Schärer P. Resorbable versus nonresorbable membranes in combination with BioOss for guided bone regeneration. Int J Oral Maxillofac Implants. 1997 Nov-Dec; 12(6):844-52.

Zitzmann NU, Schärer P, Marinello CP. Factors influencing the success of GBR. Smoking, timing of implant placement, implant location, bone quality and provisional restoration. J Clin Periodontol. 1999 Oct; 26(10):673-82.

7 译后补记

宿玉成

本系列丛书为世界上著名口腔种植专家所组成的国际口腔种植学会（ITI）教育委员会的共识性论著。本系列丛书中的某些名词，或是由本系列丛书提出的，或是先前已经存在的，但国际口腔种植学会（ITI）教育委员会基于口腔种植的临床实践已经形成了专有解释或专门概念。其中有些名词在出现的同时给予了详细的解释，有些则没有解释。为了方便读者对本系列丛书的理解和对应以前用中文建立的概念，有利于口腔种植的研究和临床实践，译者对后者进行补记。

1. 国际口腔种植学会（ITI）

2008年1月13日国际口腔种植学会（ITI）在北京召开了国际口腔种植学会（ITI）中国分会筹备会议，中国大陆的7名国际口腔种植学会（ITI）专家组成员全部与会，会议上共同决定将"International Team for Implantology"中译为"国际口腔种植学会（ITI）"。

2. 国际口腔种植学会（ITI）共识研讨会

译者将"The First ITI Consensus Conference"译为"国际口腔种植学会（ITI）第一次共识研讨会"，其余各次以此类推。

3. 口腔种植学和牙种植学

国内将缺失牙种植修复这一口腔医学领域称为"口腔种植学"。由于本系列丛书始终使用英文"implant dentistry"，所以根据"信、达、雅"的翻译原则，本系列丛书仍然将其译为"牙种植学"，只是在书名、译者序和译后补记中使用"口腔种植"字样。

4. 前上颌

前上颌（anterior maxilla）在解剖学上是指上颌两侧尖牙之间的解剖学区域，其独特的解剖特点对美学种植修复具有重要意义。因此，"前上颌"开始作为一个独立的解剖学名词出现，而不是上颌前部。

5. 美学牙种植

美学牙种植学（esthetic implant dentistry），或美学种植（esthetic implant）是基于美学区（esthetic zone）范围内的牙种植概念。美学牙种植目前有两层含义：（1）美学区的牙种植，尤其是在前上颌的牙种植；（2）所期望的种植治疗效果除了保持长期的功能以外，还要获得长期稳定的美学效果，使种植修复体具备类似于天然牙从颌骨内自然长出的感觉，包括种植体周围软组织形态、修复体的穿龈轮廓以及修复体冠部的外形轮廓、色泽和光学特性等。

6. 穿龈轮廓

穿龈轮廓（emergence profile）是指牙或修复体的唇面或颊面轴向轮廓，从上皮性龈沟底向软组织边缘延伸，至外形高点。（主要参考文献：W. R. Laney, Glossary of Oral and Maxillofacial Implant. Berlin: Quintessence, 2007: 50）

7. 弧线形/弧形

尽管英文"scalloped"的中文描述为"扇边/扇边样""扇贝/扇贝样"或"弧线/弧线形/弧线型"等，但在英文将这个词引入牙龈生物型和种植窝预备时取"弧线"之意，所以在本系列丛书中用形容词"弧线形/弧形"（scalloped）描述以下两种情况：（1）弧线形牙龈生物型，指牙龈唇/颊侧软组织边缘走行；（2）种植窝预备时的弧形处理。

8. 初始骨接触和继发骨接触

这是描述种植体稳定性的两个重要概念。在以往的中文文献中将"primary bone contact 和 secondary bone contact"翻译为"初级骨接触（或初期骨接触）和次级骨接触"。因为"primary bone contact"所表达的是在种植体植入过程中或植入完成时的骨与种植体表面（或界面）的即刻接触，属于机械性接触；"secondary bone contact"所表达的是在种植体植入后的愈合过程中新骨在种植体表面的沉积或改建后新形成的骨–种植体接触（界面），即骨结合。因此，中译本中分别将"primary bone contact"和"secondary bone contact"翻译为"初始骨接触"和"继发骨接触"。

9. 牙列缺损和单颗牙缺失

本来，牙列缺损包括了单颗牙缺失。但是，在种植修复中单颗牙缺失和连续多颗牙缺失有显著不同的特点，所以原著中将其分别讨论。

10. 固定修复体

在本系列丛书中译本中将"fixed dental prosthesis"译为"固定修复体"。原文中"固定修复体"包括了将多颗种植体连在一起共同支持的联冠、桥体和悬臂桥等。单颗种植体独立支持修复体时，或称之为"固定修复体"，或称之为"冠"。

11. 咔嗒印模帽

在本系列丛书译本中将"snap-on impression cap"译为"咔嗒印模帽"，而非"卡抱式印模帽"或"卡紧式印模帽"。原因是原文中的"snap-on impression cap"不但有印模帽的"卡抱或卡紧"之意，并强调作者使用的印模帽在准确就位于种植体肩台时，会发出"咔嗒"响声，由此提醒医生印模帽是否准确就位。

12. "SAC分类"以及"S""A"和"C"的中文翻译

SAC分类并非由国际口腔种植学会（ITI）首次提出，开始也不是牙种植学的一个概念。开始是Sailer和Pajarola在口腔外科图谱（Sailer和Pajarola，1999）中首次提出，用于描述外科手术的难度分类，比如难度不同的第三磨牙拔出，分类为"S：simple，A：advanced，C：complex"。2003年国际口腔种植学会（ITI）共识研讨会上，采纳了这种病例分类方法，并依照学术尊重的惯例保留了分类中使用的英文单词，发表于国际口腔种植学会（ITI）共识研讨会的会议纪要。国际口腔种植学会（ITI）2006年决定稍微修改原始分类的英文单词，将"simple"改为"straightforward"。

SAC分类评价病例和治疗程度的治疗难度及风险，并可作为医生病例选择及治疗设计的指导原则，包括的内容并不单一，目前国际口腔种植学会（ITI）教育委员会没有给出描述性定义。所以，本系列丛书翻译组未能给出中文定义，继续将"SAC classification"中译为"SAC分类"。

"S""A"和"C"的中文翻译过程中，未能找到更加准确的三级比较级中文单词，按照与医学描述术语尽量贴切的惯例，中译为"S"（Straightforward）：简单；"A"（advanced）：复杂；"C"（complex）：高度复杂。

13. 修正因素

由于牙种植临床效果判定有别于其他治疗技术，影响病例和治疗程序分类的因素在不同的病例、不同的治疗程序和方案中，所起的作用和风险程度显著不同，原著中将这些因素定义为"modifying factors"。同一种"modifying factor"在不同临床状态下可以修改SAC标准分类，所以将"modifying factors"中译为"修正因素"。

14. 拔牙位点种植

事实上，基于种植修复的角度，拟种植位点在患者就诊时划分为3种情况：（1）牙齿缺失已有相当的时间，拔牙窝已经完成软组织和骨组织愈合；（2）已经是缺牙状态，是牙缺失4个月以内的牙槽窝，未完成软组织和/或骨组织愈合；（3）牙齿或牙根还位于牙槽窝，但是已经没有保留的价值，必须拔除。

在牙种植技术的早期，选择第一种临床状态为种植适应证。但是，伴随口腔种植技术的进步以及患者和医生对种植修复技术的信赖，开始寻求在第二种和第三种临床状态时如何选择种植体植入时机。因此，需要专业术语描述和定义这3种临床状态。在开始，用"拔牙窝内种植（implants in extraction sockets）"描述第二种和第三种临床状态的种植体植入，但是并不恰当。2008年之后，国际口腔种植学会（ITI）使用"implant placement in post-extraction sites"，本系列丛书译为"拔牙位点种植，或拔牙位点种植体植入"。用"拔牙位点"代替"拔牙窝"表述牙齿已经拔除，但并未完成牙槽窝愈合的临床状态更为贴切。

15. 软组织水平种植体和骨水平种植体

伴随种植体设计的不断优化，目前从种植体修复平台的角度，将种植体分为"软组织水平种植体（tissue level implant）"和"骨水平种植体（bone level implant）"。

16. 总义齿

按照以往中文习惯，全口义齿（complete denture）既表达修复上颌与下颌牙列同时缺失的上颌和下颌义齿，也代表修复上颌或下颌单一牙列缺失的义齿。为避免叙述的混乱和对原文的误解，"总义齿"与"complete denture"相对应。由此，"maxillary complete denture"中译为"上颌总义齿"，"mandible complete denture"中译为"下颌总义齿"。

17. 皮卡印模和皮卡技术

关于"pick-up technique"的中文翻译，译者先后与冯海兰教授（北京大学）、张磊主任医师（北京大学）和耿威副教授（首都医科大学）以及北京口腔种植培训学院（BITC）的专家们进行了多次探讨，在此记述。

"pick-up impression"和"pick-up technique"，偶见于传统修复的文献，但常见于种植文献中。迄今为止，并未见到"pick-up"在医学上的中文翻译，但在其他领域已经有公认的中文译法，"pick-up car"被译为"皮卡车"，与种植治疗中的"pick-up"的含义类似，都表示"承载"某物之意。因此将"pick-up impression"和"pick-up technique"分别中译为"皮卡印模"和"皮卡技术"。皮卡印模和皮卡技术为不同的概念，并且存在较大差别。

（1）皮卡印模，即用于印模帽印模的技术。印模帽有两种基本类型，一种是螺丝固位的印模帽，使用开窗式印模托盘，或归类为开窗式托盘印模；另一种是使用塑料的卡抱式印模帽（咔嗒印模帽，snap-fit coping或snap-on coping），使用非开窗式印模托盘，或归类为非开窗式托盘印模。（主要参考文献：Heeje Lee, Joseph S. So, J. L. Hochstedler, Carlo Ercoli. The of Implant Impressions: A Systematic Review. J Prosthet Dent 2008; 100: 285-291）

（2）皮卡印模，用于基底印模的技术。制取印模之前，将修复体基底或上部结构安放在基台上，从口腔内取下的印模包含了修复体基底或上部结构。（主要参考文献：W. R. Laney. Glossary of Oral and Maxillofacial Implants. Quintessence. 2007, P125; A. Sethi, T. Kaus. Practical Implant Dentistry. Quintessence. 2005, P102）

（3）皮卡技术，基于临时模板制作种植体支持式修复体的即刻负荷技术。该技术要点包括：外科模板引导下的种植体植入；种植体数目6~8颗；术前预成的临时模板从口内直接获取临时基台；避免了术中印模和直接重衬；执行术前设计的人工牙位置和𬌗位关系；当天戴入临时修复体。（主要参考文献：D. Wismeijer, D. Buser, U. Belser. ITI Treatment Guide. Quintessence. 2010, P177-183; G. O. Gallucci, J-P. Bernard, M. Bertosa, U. C. Belser. Immediate Loading with Fixed Screw-retained Provisional Restorations in Edentulous Jaws: The Pickup Technique. Int J Oral Maxillofac Implants 2004; 19: 524-533）

18. 自固位附着体

将"locator abutment"中译为"自固位附着体"。在阳型（安放于种植体上）和阴型（安放于义齿内）之间存在自锁式固位设计，因此翻译为自固位附着体。

19. 多基基台

将"multi-base abutment"中译为"多基基台"。

20. 种植体前后间距

"anteroposterior（AP）spread"，为种植/修复中常见的概念，在种植中将其翻译为"（种植体）前后间距"或"AP间距"，为两侧远端种植体后缘连线至最前方种植体之间的垂直距离。

21. 上颌窦底提升

"上颌窦底提升"的基本含义是应用外科方法提高上颌窦底的高度，以应对因上颌窦气化所导致的窦底骨高度降低。尽管在以往的英文文献中，表达为"sinus lift""sinus bone graft""sinus floor elevation""sinus floor augmentation""inlay-type maxillary ridge augmentation",但在近期文献,尤其在本系列丛书英文版统一使用了"sinus floor elevation"。

同样,在以往的中文文献中对"sinus floor elevation"有不同的表达,例如"上颌窦提升""上颌窦底提升""上颌窦底骨增量""上颌窦内植骨"等,但在本系列丛书的中译本,译者统一使用"上颌窦底提升"这一术语。

22. 穿牙槽嵴上颌窦底提升

通过牙槽嵴入路提高上颌窦底的高度,在以往的英文文献中使用了"classic method"和"summers method"等术语,在中文文献中使用了"上颌窦底内提升""闭合式上颌窦底提升"和"穿牙槽嵴顶技术"等。但在本系列丛书英文版统一表达为"transcrestal SFE(sinus floor elevation)"和"transcrestal technique";在本系列丛书的中译本,译者统一中译为"穿牙槽嵴上颌窦底提升"和"穿牙槽嵴技术"。

23. 侧壁开窗上颌窦底提升

通过上颌窦外侧骨壁开窗入路提高上颌窦底的高度,在中文文献中使用了"上颌窦底外提升"和"经侧壁开窗技术"等。但在本系列丛书英文版统一表达为"lateral window SFE(sinus floor elevation)"和"lateral window technique";在本系列丛书的中译本,译者统一中译为"侧壁开窗上颌窦底提升"和"侧壁开窗技术"。

24. 上颌窦底提升同期或分阶段种植

上颌窦底提升的同一次手术中植入种植体,或上颌窦底提升愈合之后的第二次手术中植入种植体。在本系列丛书的英文版称之为"simultaneous SFE(sinus floor elevation)"或"staged SFE(sinus floor elevation)";在本系列丛书的中译本,译者分别中译为"上颌窦底提升同期种植"或"上颌窦底提升分阶段种植"。

25. 连续多颗牙缺失和相邻牙齿缺失

牙种植学中,牙缺失可以分类为牙列缺失和牙列缺损。依据种植治疗的功能和美学效果的长期稳定,国际口腔种植学会(ITI)将牙列缺损分为单颗牙缺失和连续多颗牙缺失,或称之为单颗牙缺失位点和连续多颗牙缺失位点。"国际口腔种植学会(ITI)口腔种植临床指南"系列丛书中,"连续多颗牙缺失"的英文表达为"extended edentulous"和"adjacent missing teeth"。

26. 机械并发症、工艺并发症

本系列丛书中详细讨论了"mechanical and technical complications"。在以往的中文种植文献中,习惯性地将"technical complications"翻译为"技术并发症"。但是基于Salvi and Brägger(2009)的定义"Mechanical risk: Risk of a complication or failure of a prefabricated component caused by mechanical forces. Technical risk: Risk of a complication or failure of the laboratory-fabricated suprastructure or its materials",本系列丛书将"mechanical complications"中译为"机械并发症",将"technical complications"中译为"工艺并发症"。

机械并发症与工艺并发症合称为硬件并发症。

27. 透明压膜保持器

关于"Essix retainer",目前并没有统一的中文译名。本文借鉴口腔种植学中关于"Essix retainer"的中文解释,在本系列丛书中将其中译为"透明压膜保持器"。

28. 牙位记录

本系列丛书原著采用的牙位编码系统为世界牙科联盟(FDI World Dental Federation)的二位数系统,中译版的"本系列丛书说明",也遵循原著将相关语句翻译为"本系列丛书使用了世界牙科联盟(FDI World Dental Federation)的牙位编码系统"。

但是在正文中，为更加符合中文读者的阅读习惯（国内以象限标记法更为常见），并避免阅读过程中发生理解错误，遂将单个牙位的记录均用汉字直接描述（例如，"15"译为"上颌右侧第二前磨牙"）。

此外，因为在本"临床指南"系列丛书中频繁使用阿拉伯数字标记牙位，容易与种植治疗中所描述的数字数据相混淆，也是汉译采用汉字直述的另一个原因。

少量涉及固定修复体的描述，为简洁、遵循原著，其牙位表示方法如下：天然牙位采用FDI二位数系统，缺失牙用x表示，如该位点为种植体，则在FDI牙位的二位数前面增加字母"i"（i为英文implant的首字母），一组固定修复体内的各牙位之间用"−"连接。例如：使用下颌右侧第一前磨牙天然牙与下颌右侧第二磨牙种植体混合支持以修复缺失的下颌右侧第二前磨牙与第一磨牙，则表示为"i47−x−x−44"。